偏方三书

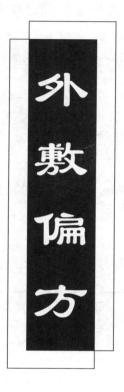

外敷偏方

■ 主编 谭　红　卢祥之　田思胜

■ 陕西科学技术出版社

U0337470

图书在版编目(CIP)数据

外敷偏方／谭红,卢祥之,田思胜主编. —2 版
—西安:陕西科学技术出版社,2014.9(2023.5 重印)
(偏方三书)
ISBN 978 – 7 – 5369 – 6130 – 2

Ⅰ. ①外… Ⅱ. ①谭… ②卢… ③田… Ⅲ. ①中药外敷
疗法 Ⅳ. ①R244.9

中国版本图书馆 CIP 数据核字(2014)第 136808 号

出 版 者　陕西新华出版传媒集团　　陕西科学技术出版社
　　　　　西安市曲江新区登高路 1388 号 陕西新华出版传媒产业大厦 B 座
　　　　　电话 (029)81205187　 传真 (029) 81205155　 邮编 710061
　　　　　http://www.snstp.com
发 行 者　陕西新华出版传媒集团　　 陕西科学技术出版社
　　　　　电话(029)81205180　 81206809
印　　刷　西安市久盛印务有限责任公司
规　　格　850mm×1168mm　　 32 开本
印　　张　7.875
字　　数　196 千字
版　　次　2014 年 9 月第 2 版
　　　　　2023 年 5 月第 5 次印刷
定　　价　28.00 元

主　　编　谭　红　卢祥之　田思胜

编写人员(按姓氏笔画为序)

尹桂平　王军强　迟永利

赵　琼　高　萍

写在前面

中医药学是中国传统文化的重要组成部分，几千年来，它为中华民族的繁荣昌盛作出了重要贡献。它所倡导的传统养生保健、疾病诊疗方法，以价格低廉、简便易行，深受广大人民群众的欢迎。近十几年来，在世界范围内亦掀起了一股"自然疗法"的热潮，因此，挖掘整理中医药学传统精华，编写适合人民群众、世界各地华人家庭适用的健康丛书，会具有很好的社会效益。

中国民间历来相信"偏方"。俗谚"偏方治大病"，这种认识在东南亚、港台地区，抑或旅法、旅美的华人圈中，都有许许多多的认同者。

纵观近三十年来偏方、验方类丛书，大都有一条基本的规律，那就是采用分类、分病的方法，或薄或厚，多偏重于小方、简药；多偏重治疗和以类统方，很少有辨证与方药有机结合，更罕见以法统方，示人以方法，并且将历来治疗方法怎样使用，怎样与临床实践结合，怎样与患者自身适用、自己选择结合角度写的书。

根据偏方丛书有普遍读者群的特点，又根据以往的偏方丛书都是以病统方（某某病治病偏方）的特点，我和中国中医研究院、山东中医药大学、北京中医药大学等单位从事医史文献与临床教学研究的一些同仁、学长们，在 2003 年 5 月以后，开始组织、构思、着手实施编撰本套丛书，采取的方法和循走的路径，是以法统方，目的是有别于以往，更适合采取某种治疗方法读者的需要，同时，也是和以往偏方类图书有所区别，别开另条"偏方"道路，保持自身的一些特色。

虽然我们做了许多努力，也有一番尝试和探索，但限于水平，肯定有这样或那样的不足,这些不妥不当的地方,还希望有识者能予多多指教,以期在将来再版时不断完善,更适合广大的读者需要。

卢祥之　田思胜
2005.8　于中国科学院

目　　录

药物外敷的神奇疗效

（一）什么是外敷疗法

外敷疗法是将药物或冷、热的物体敷于人体穴位或患处，以防治疾病的方法。这种方法疗效可靠，可以治疗内、外、妇、儿等多科病证，而且简便易学、患者使用时痛苦小、毒副作用少。

（二）外敷疗法为什么能治病

因为外敷疗法能使药力直接作用于患处，以治疗局部病证；还能使药力由表及里，或通过穴位循经络作用于全身。所以，该疗法不仅可以治疗局部病变，还能治疗全身性疾病。外敷疗法的治疗作用，已经被几千年的临证实践所证实。

（三）用什么做外敷

外敷所用的物体可以是药物，也可以是冷热的物体。如可用中成药六神丸捣碎，醋调成糊，外敷治疗带状疱疹，最快一天，最慢三天即可收效；用麻雀的脑髓外敷能治疗冻疮；将食盐、花椒炒热，趁热外敷肚脐，可以治疗受寒引起的腹痛、腹胀及腹泻。外敷所用之物，取材广泛，一些常见病证，很可能用您身边不起眼的东西"敷敷贴贴"就能治好。

（四）外敷法与内服法有什么不同

内服法与外敷法都是中医常用的防治疾病的有效疗法，两者只是用药的方式不同，其实内服法与外敷法都遵循同样的治则。比如因受寒致胃痛，治疗需散寒止痛，可以内服散寒止痛的香砂六君子丸，也可用外敷法达到散寒止痛的目的。

内服法与外敷法在使用时各有利弊，很难简单地说孰是孰非。一个哭闹的小孩，喂服药物就有困难，外敷法使您治病多了一种选择。有时内服与外敷法同用，能增强防治疾病的效果，还可以对多种疾病同时施治，克服了单一治疗方法的局限性。

（五）外敷法的起源

早在原始社会时期，人类就开始用树叶、草茎等涂敷伤口以减轻疼痛和止血。长沙马王堆汉墓出土的《五十二病方》中，有用烤热的肥猪肉贴敷患处治疗跌打损伤的记载。晋唐时期，随着针灸学的发展，一些医家把外敷法与经络腧穴的功效相结合，出现了穴位敷贴疗法，明清时期这种疗法有了进一步的发展，如李时珍《本草纲目》中就载有：吴茱萸贴足心涌泉穴，治疗口舌生疮。清·吴师机所著《理瀹骈文》载有外敷方药 200 首，涉及内、外、妇、儿、五官等科病证，是一部外敷疗法的专著。

（六）药物外敷有几种操作方法

外敷患处或穴位防治疾病，操作相对简单。而用药物外敷则方法多样，有薄贴法、敷贴法、敷脐法、发泡法、湿敷法等。

薄贴法即膏药之古称，是以膏药敷贴穴位或患处以治疗疾病的一种方法。膏药起源很早，先秦时期医学专著《黄帝内经》中就有记载,唐代名医孙思邈所著《千金翼方》中首次提到薄贴一词,并专列"薄贴"一节。

膏药的制作方法,取植物油置锅中加热,将配制好的药物投入油内煎熬,炸至药物外表呈深褐色,内部焦黄,即捞出药渣,过滤药油,将过滤出的药油再炼至滴水成珠时,加入黄丹,随着油温下降,黄丹与药油凝结成膏。将药膏分摊于纸上、布上或狗皮上。用时稍加热使膏药微熔,贴于患处或穴位。

使用时溃疡或疮口处宜选用薄型膏药,应勤换;厚型膏药多适用于未溃烂的肿疡处,宜少换,一般5~7天调换一次。膏药所贴患处应消毒,破口处应洗净脓血,拭干后再贴。贴膏药后如有皮肤过敏瘙痒者,可将膏药取下,用酒精涂擦瘙痒处,再将膏药贴上。若出现疱疹、丘疹、皮肤溃烂者,应改用其他疗法。还要注意膏药加热后,应试试温度,否则贴药时可能烫伤皮肤。

敷贴法,一般是将药物研成细末,加入适量的醋或酒、水、蜜、鸡蛋清、油类等,把药末调成黏稠的糊状;或将药末与含汁较多的药物捣如泥状;或直接用含汁液的新鲜药物捣烂,摊成薄饼状,然后敷贴在穴位或患处,如果需要可以用纱布或胶布固定。敷贴疗法历史悠久,马王堆汉墓出土的《五十二病方》中即载有敷贴方。

使用时应注意保持敷贴药的干湿度,药物变干后可随时更换,或用温水时时湿润。部分病人敷贴时可能出现皮肤瘙痒、潮红、水泡等过敏现象,这时应及时停用此法。

敷脐法就是将药物制成一定的剂型,如粉、糊、膏等,填敷于脐中,以防治疾病的方法。主要有填脐法、贴脐法、填贴混合法等。填脐法的操作是将药末、药糊或药饼填入脐中,外用胶布固定。贴脐法是将药物制成药膏敷于脐部,固定。

敷脐法早在晋代医家葛洪的著作《肘后备急方》中就有记载。明代龚廷贤《万病回春》中用五倍子与陈醋熬膏敷脐治疗小儿腹泻。肚脐穴名神阙,属任脉,敷药后可以迅速吸收药物,调节周身气血阴阳,扶助正气,祛除病邪。

使用敷脐法时应注意将脐部擦拭干净,如脐部有感染者,禁止使用敷脐法。如出现敷脐部位红肿痛痒或其他不适,应将敷药去掉,停止使用敷脐法。

发泡法是用对皮肤有刺激性的药物捣碎,敷贴于穴位或患处,使局部充血、起泡,以防治疾病的治疗方法。本疗法有祛邪通络、消肿止痛等功效。

发泡所用的药物可以是大蒜、白芥子、蓖麻仁,也可用新鲜的毛茛叶、旱莲草、威灵仙叶或吴茱萸、巴豆等。使用时,将所选用的1~2味发泡药物捣烂,敷在选定的部位或穴位上,外用消毒纱布包扎。一般敷药数小时后,敷药局部发热、疼痛或有蚁行感,皮肤潮红,坚持到局部灼痛极强时,将药取下。取药后半天左右,局部皮肤起泡。小水泡用消毒纱布包扎,如小水泡融合成大水泡,水泡内液体充盈时,经常规消毒,用针头刺破水泡底部,抽出液体,盖上消毒纱布,用胶布或绷带固定,隔日换敷料一次,直到局部干燥愈合。

使用发泡法时一定向患者说明治疗的过程。注意局部清洁,局部避免沾水,以防止感染。禁止在病变皮肤部位发泡。如敷药局部疼痛剧烈,皮肤反应大,可将药物取下。使用发泡法时,患者饮食应清淡宜消化,忌食生冷辛辣、鱼腥发物。

湿敷法是用纱布浸吸药液,敷于患处的一种方法。元代齐德之《外科精义》中就有记载:"以净帛或新棉蘸药水,稍热渭其患处,渐渐喜渭淋浴之,稍凉则急令再换,慎勿冷用。"本疗法可以使药液直接作用于患处,具有清热消肿、收敛止痒、促进伤口愈合的功效。使用时,先将药物煮好,用无菌纱布置于药液中浸透,挤去多余的药液,敷于患处,一般1~2小时换药1次。

湿敷时应注意保持纱布湿润及创面的清洁。如选用有毒药物,敷药的时间不宜过长。

（七）热敷法简介

热敷疗法是将发热的物体贴敷于人体的患病部位或特定穴位，用以治疗疾病的一种方法。长沙马王堆汉墓出土的帛书中，就有热敷疗法的记载，如用烤热的肥肉贴敷患处治疗跌打损伤。热敷疗法操作简单，取材方便，收效快捷，故非常适用于自我保健治疗。

热敷疗法可用热水袋热敷患处，或用生盐炒热后洒醋，布包后热敷患处。或用炒热的麦麸、葱白、沙粒等热敷。热敷疗法适用于寒型或虚寒型病证，如属热证者，不宜用此法。使用时注意温度，避免烫伤。热敷时如感到不适，应中止治疗。

（八）冷敷法简介

冷敷疗法是指将冰冷的物体直接或掺杂于其他药品中，放在穴位或患病部位，以治疗疾病的方法。它具有降温、止血、消肿、止痛等功效。

冷敷疗法可用冰袋、冷水袋或冷毛巾等物品冷敷，也可将选好的药物研成细末，用冷水或冰水调成膏状，贴敷患处或穴位。此法适用于高热、乳痈、丹毒、烫伤、冻疮、外伤瘀肿、鼻衄、痄腮、目赤肿痛等病证。使用时注意：年老体弱、妇女经期、妊娠者不宜冷敷，外伤破损、心脏疾患、水肿病者慎用冷敷，冷敷时如有不良反应当立即停止施术。

药物外敷治疗常见病偏方

（一）药物外敷治疗内科疾病偏方

1. 感冒

感冒是指以发热恶寒，头身疼痛，鼻塞喷嚏，喉痒咳嗽等为主要表现的常见疾病。如病情较重，在一定时期广泛流行，称为时行感冒。感冒最常见的两个类型有风寒型感冒和风热型感冒。风寒感冒以恶寒重，发热轻，头痛身痛重，无汗，鼻塞流清涕，舌苔白等为特征；风热感冒以发热重，恶寒轻，口渴，鼻塞流涕黄稠，咳痰黄稠，咽部红肿，舌苔黄等为特征。

●偏方一

[组成] 银花、连翘各4克，桔梗3克，荆芥2克，薄荷3克，牛蒡子3克，淡豆豉2克，甘草2克，竹叶2克。

[用法] 研末，取适量药粉，用纱布包裹，敷于肚脐，固定。每次4至6小时，每日2次，连贴3至4天。适用于风热型感冒。

[出处]《中医外治集要》

●偏方二

[组成] 羌活10克，苍术、白矾各6克。

[用法] 上药研末，取药末适量外敷脐部，纱布覆盖，胶布固定。每次4至6小时，每日2次，连贴3至4天。适用于风寒型感冒。

[出处]《经验方》

● **偏方三**

[组成] 胡椒、丁香各7粒,葱白适量。

[用法] 前2味研末,和葱白共捣为膏状,敷于大椎穴(第七颈椎棘突下,即颈后从上往下数第一与第二突起高骨间),胶布固定;药膏涂于双手劳宫穴(握拳时,中指尖所指的掌心处),合掌放于两大腿间,夹定,盖被侧卧,取汗即愈。适用于风寒型感冒。

[出处] 《伤寒蕴要》

● **偏方四**

[组成] 羌活、防风、川芎、白芷、白术、黄芪、桂枝、白芍、甘草、柴胡、黄芩、半夏各15克。

[用法] 上药麻油熬,黄丹收膏,冷却备用。用时蒸软,贴心口(鸠尾穴),每次4~6小时,每日2次,连贴3天为1疗程。适用于风寒型感冒。表实无汗者去黄芪、白术、桂枝,禁止内服。

[出处] 《理瀹骈文》

● **偏方五**

[组成] 鲜蚯蚓10条,白糖、面粉适量。

[用法] 将鲜蚯蚓放入碗中,撒上白糖,待蚯蚓体液外渗死亡,和面粉和匀,制成直径3厘米的药饼,分别贴在囟门和肚脐上。每次贴4~6小时,每日2次,连贴2~3天。适用于小儿风热型感冒。

[出处] 《穴位贴药疗法》

● **偏方六**

[组成] 白芥子100克,鸡蛋清适量。

[用法] 白芥子研末,与蛋清调成糊状,贴敷于肚脐、脚心(涌泉穴)、大椎穴上,盖以纱布,胶布固定。盖被取微汗即愈。或芥末适量,将药填脐内,外以热物隔衣热熨,取汗。适用于风寒型感冒。

● **偏方七**

［组成］橘子叶 30 克,老姜 12 克,葱头 10 克,薄荷叶 20 克。

［用法］上药共捣烂,外贴大椎、眉心(即印堂穴)、太阳穴。

［出处］《中国民间敷药疗法》

● **偏方八**

［组成］苍术、羌活各 30 克,枯矾 10 克,葱白 3 握。

［用法］前 3 药研为粗末,炒热,捣葱白取汁,和药,趁热敷脐;另取涂两手掌,一手掩脐,一手兜阴囊。适用于风寒型感冒,头痛无汗。

● **偏方九**

［组成］桑叶 10 克,菊花 10 克,薄荷 10 克,连翘 20 克,生姜 10 克,桔梗 10 克,芦根 30 克。

［用法］将药打碎,分 2 份,装入布袋,水煎 20 分钟,先取一袋敷颈、项、肩、背等处,稍冷则更换药袋,交替运用,每次 30 ~ 40 分钟,每日 2 次,3 日 1 个疗程。适用于风热型感冒。

● **偏方十**

［组成］苍术 6 克,羌活 10 克,荆芥 9 克。

［用法］共研细末,以生姜汁为丸,握手心,令微汗出,每日 3 次。

● **偏方十一**

［组成］木香 2 克,檀香 1 克。

［用法］共为末,清水调和,涂囟门上,余药内服。用于小儿感冒发热,头痛。

2. 咳嗽

咳嗽是促使痰液或气道异物排出的一种保护性生理反射。频繁或剧烈的咳嗽则属病态。咳嗽属于中医常见病,一般分为外感咳嗽和内伤咳嗽两大类。外感咳嗽多伴有感冒症状,发病时间短,可分为风寒型、风热型和风燥型。风寒型和风热型咳嗽多伴有风寒感冒和风热感冒的症状;风燥型咳嗽,多为干咳,咳痰少黏,伴有口咽干燥等症状。内伤咳嗽多见于久病患者。现代医学中,咳嗽按病因可分为呼吸系统疾患(如喉、气管、支气管、肺组织等部位的炎症,气道异物,支气管肺癌,胸腔积液或气胸等)、心血管疾患(如急性肺水肿、肺梗塞、肺瘀血等)、物理化学因素(如空气过冷或过热,煤烟、油烟、氨气、二氧化碳及强酸蒸发的气雾对呼吸道的刺激,异物吸入,呼吸道被压或牵拉等)、过敏反应(如过敏物质的吸入,患者咳嗽的同时多伴有喘息)、精神性咳嗽等。

●偏方一

[组成]大蒜适量。

[用法]将大蒜捣成泥状,取豆瓣大一团,置于伤湿止痛膏中心,每晚洗足后贴于双足足心,次晨揭去,连贴 3~5 次。

●偏方二

[组成]大蒜适量,醋少许。

[用法]把大蒜捣成蒜泥,加少许醋调成糊状,涂抹在纱布上,外面再包一层纱布敷在胸口上。注意不要将大蒜泥直接敷在皮肤上,以防损伤皮肤。

●偏方三

[组成]罂粟壳 30 克,五味子 30 克,蜂蜜适量。

[用法]将前 2 味药研成细末,放入瓶中备用。用时取适量药末和蜂蜜调成膏状,贴脐部,外用纱布盖贴。适用于久咳。

●偏方四

[组成]鱼腥草 15 克,青黛 10 克,蛤壳 10 克,葱白 3 根,冰片 0.3 克。

[用法]将前 3 味药研成细末,取葱白、冰片与药末共捣烂如糊。敷脐部,外用胶布覆盖固定。每日换药 1 次,直至病愈。适用于咳嗽,咳痰黄稠者。

●偏方五

[组成] 胡椒 7 粒,桃仁 10 粒,杏仁 4 粒,栀子仁 3 克。

[用法] 上药共捣烂,用鸡蛋清调成糊状,置于双足足心,纱布固定,每日 1 次。适用于久咳伴痰多、喘息者。

● 偏方六

[组成] 附子片、肉桂、干姜各 20 克,山柰 10 克。

[用法] 上述药物共研成细末,备用。先用拇指按摩双侧肺俞穴半分钟左右,使局部皮肤发红,再取适量药粉放在该穴位上,用胶布固定。隔日换药 1 次。适用于急、慢性咳嗽。

● 偏方七

[组成] 白芥子 5 克,半夏 3 克,麻黄 5 克,肉桂 5 克,细辛 3 克,丁香 0.5 克。

[用法] 上药共研细末,取适量敷脐部,外用纱布固定。适用于风寒型咳嗽。

● 偏方八

[组成] 吴茱萸 5 克,肉桂 30 克,丁香 15 克,冰片 1 克。

[用法] 将上药研成粉末,装入有色瓶内密封备用,北方患者于白露节后,南方患者于寒露节后,取适量药粉填满肚脐,外用胶布贴封。2～3 天换药一次,10 次为 1 个疗程。每疗程之间间隔 5～7 天,连贴 4～6 个疗程,直至次年春暖花开。适用于慢性咳喘,咳痰多,遇寒易发者。

● 偏方九

[组成] 蓖麻子 6 克,闹羊花 6 克,白芥子 3 克,细辛 3 克,甘遂 6 克,明矾 0.6 克,冰片 0.3 克。

[用法] 将上药研成细末,温水或醋调成糊状,敷于肺俞、天突穴,外用纱布覆盖,胶布固定。每日或隔日 1 换。敷药前,应将局部皮肤清洗干净,敷药后局部有灼热感为佳,有刺痛感时则去掉药物。

●偏方十

[组成] 麻黄 12 克,桂枝 10 克,石膏 10 克,枳实 6 克,紫菀 8
克,苏叶 20 克。

[用法] 上药研成细末,用麻油或凡士林调成膏。先在肺俞、膻
中、大椎、曲池穴处拔罐,然后敷上药膏,用纱布或胶布
固定。适用于外感咳嗽。

3. 哮喘

哮是一种发作性的,以呼吸急促、喉中哮鸣有声为特征的疾
病。喘即气喘、喘息,以呼吸困难、急迫为主要特征。因为哮必兼
喘,所以常常哮喘并称。哮喘多呈发作性,发时痰鸣有声,呼吸困
难,甚至不能平卧,发作时间或几分钟,或几小时,甚者持续数天。
发作时,如天冷或受寒则发,咳痰少或色白清稀,患者肢冷怕寒,
口不渴或口干喜热饮,尿频色白,舌苔白滑者,多属于寒性哮喘。
如咳痰色白或黄,黏浊稠厚,或痰中带血,口苦,口渴喜冷饮,不恶
寒,汗出,面赤,小便黄,大便坚硬,或便稀而排出不爽,舌苔黄腻
者,多属热性哮喘。中医治疗遵循"发时治标,平时治本"的
原则。

●偏方一

[组成] 天南星 30 克,白芥子 30 克,姜汁适量。

[用法] 将前 2 味药粉碎成末,用姜汁和药粉调成糊状,涂敷于
涌泉、中脘穴上,干后另换,1 日 3~5 次。适用于痰喘
气急。

●偏方二

[组成] 白凤仙花、白芥子各 90 克,白芷、轻粉各 9 克。

[用法] 白凤仙花根、叶熬浓汁,擦背至发热,再用白芥子、白
芷、轻粉蜜调做成饼,贴背心第 3 胸椎处,虽局部热痛
勿揭去,连贴数饼。

●偏方三

[组成] 丁香 6 克,老姜 6 克,菖蒲根 20 克,松香 3 克,樟脑 0.3 克。

[用法] 将上药研成细末,用凡士林调膏,外贴膻中、肺俞穴。

● 偏方四

[组成] 桑皮 10 克,杏仁 10 克,生石膏 30 克,黄芩 10 克。

[用法] 上药共研成细末,用凉水调成直径约 2.5 厘米的药饼 8 个,分别贴于华盖、膻中、膈俞、肺俞穴,包扎固定。每次贴 4~5 小时,1 日 1 次,连贴 10 日为 1 疗程。适用于热喘。

● 偏方五

[组成] 杏仁、木鳖子、花椒、大黄各等份。

[用法] 将上药共研成细末,储于瓶中备用,每晚睡前用麻油调敷于双足心(涌泉穴),外用纱布包扎固定,次晨去掉,连用 3~7 天为 1 疗程。

● 偏方六

[组成] 黄芩 30 克,大黄 30 克,麻黄 20 克,葶苈子 24 克,细辛 6 克,丹参 15 克。

[用法] 上药共研成细末,将药粉用姜汁调成糊状,制成约 0.5 厘米厚,1 厘米 ×2 厘米大小药饼,贴大杼、定喘、天突、膻中穴,胶布固定,8~12 小时取下,每日 1 次,6 次为 1 疗程。

● 偏方七

[组成] 白芥子 20 克,甘遂 15 克,元胡 25 克,细辛 15 克,干姜 10 克。

[用法] 共研成细末,用时将姜汁调成小药丸,贴敷双侧肺俞、心俞、膈俞。贴敷前,用手指在穴位上按压,使局部有酸胀感后,再把药丸放在穴位上,用胶布固定。敷 24 小时,有痒酸沉感后,将药丸取下,儿童敷贴时间一般不超过 20~30 分钟,不宜时间太长。用药时间为每年

初伏、中伏、末伏第 1 天,各敷贴 1 次,3 年为 1 个疗程,一般 1 个疗程即可取得满意效果。适用于"慢支"及哮喘。

● 偏方八

[组成] 麻黄、桂枝、细辛、五味子、杏仁、远志、半夏、黄芪、白芥子、甘遂等适量。

[用法] 共研成细末,用姜汁和丸如弹子大,贴敷于华盖、膻中、膏肓(双侧)、膈俞(双侧)。适宜于寒型哮喘。

● 偏方九

[组成] 麻黄、杏仁、石膏、黄芩、桑白皮、白芥子、甘遂各适量。

[用法] 共研成末,用猪胆汁和丸如弹子大,用膏药将其固定在华盖、彧中(双)、肺俞(双)。伏天的夏至至大暑,腊月的冬至至大寒两个时节,每一时节贴敷 3 次,每次间隔 1 周,连敷两年以上为 1 疗程。

● 偏方十

[组成] 炙白芥子 21 克,元胡 21 克,甘遂 12 克,细辛 12 克。

[用法] 共研成细末,装塑料袋备用。每次用 1/3 药末,加生姜汁调成糊状,分别摊在 6 块直径约 5 厘米的油纸或塑料布上,贴敷于肺俞、心俞、膈俞穴,外用胶布固定,一般贴 4 ~ 6 小时,初伏、二伏、三伏各贴 1 次,一般连贴 3 年。哮喘发作期、缓解期均可适用。

● 偏方十一

[组成] 生姜 120 克。

[用法] 煎汤,洗浴。

4. 呕吐

呕吐是指食物或痰涎等由胃上逆而出的病证,伴有或不伴恶心。可见于消化系统疾病如:急、慢性胃炎,急性胰腺炎,反流性食管炎,贲门痉挛,幽门痉挛或梗阻,胃及十二指肠溃疡,食管癌,肠梗阻等;中枢神经及有关疾病如:脑外伤、脑脓肿、脑肿瘤、脑血管意外、癫痫、青光眼、偏头痛、屈光不正等;全身性疾病如:各种感染、感染性休克、尿毒症、糖尿病酸中毒,各种原因引起的低血压等;药物中毒及乘车船性呕吐,妊娠反应引起的呕吐等。各种疾病的呕吐特点不同,餐后 60～90 分钟呕吐多见于胃及十二指肠溃疡;喷射性呕吐多见于颅内疾病;顽固性呕吐,吐后无舒适感,甚而胃内容物排空后仍有干呕者,多见于腹膜炎、胰腺炎、胆囊炎等。

● 偏方一

[组成] 伤湿止痛膏一贴。

[用法] 于乘车前贴脐部。适用于乘车晕动的呕吐。

● 偏方二

[组成] 蓖麻仁 30 克。

[用法] 捣烂敷两足心。

● 偏方三

[组成] 生姜 12 克,半夏 10 克。

[用法] 共捣烂,炒热外敷胃脘、脐中处。

● 偏方四

[组成] 吴茱萸 20 克,醋适量。

[用法] 将吴茱萸研细末,加醋调,外敷于涌泉穴上。

● 偏方五

[组成] 藿香、陈皮、苍术、厚朴、半夏、大腹皮各适量。

[用法] 将上药煎成膏,贴于胸口、脐上。

● 偏方六

[组成] 南星适量。

[用法] 研末,醋调敷贴足心。治疗吐泻不止。

● 偏方七

[组成] 生姜数片。

[用法] 用伤湿止痛膏贴于双侧内关穴。

●偏方八

[组成] 鲜葱白 20 条,鸡蛋 2 枚。

[用法] 把葱白洗净,切碎捣出汁,放入碗内与鸡蛋搅拌。放油锅中煎成 7 厘米大饼 1 块,用纱布包裹趁热贴敷肚脐部。

●偏方九

[组成] 鲜蚯蚓数条。

[用法] 捣烂敷两足心,用布包扎。适用于热吐,患者多伴见口燥、舌红。

●偏方十

[组成] 白矾适量。

[用法] 研细末,加面粉适量,用醋或水调成膏状,敷足心 1 小时。适用于热吐。

●偏方十一

[组成] 佛手、明矾各适量。

[用法] 先用生姜擦胸口,用佛手、明矾为末,掺金仙膏上,贴胸口、脐上。

●偏方十二

[组成] 田螺数只。

[用法] 去壳,加食盐少许捣烂,敷脐下石门穴 1 小时。适用于温热病呕吐。

●偏方十三

[组成] 胡椒 10 克,绿茶 3 克,酒曲 2 克,葱白 20 克。

[用法] 共捣糊状,分摊于直径 3 厘米的圆形塑料布或油纸上,敷贴于中脘、膻中、期门(双侧)穴处,外以胶布固定。每次敷贴 6～12 小时,每日 1 次。适用于肝气犯胃型呕吐。

●偏方十四

[组成] 酒炒白芍 9 克,胡椒 1.5 克,葱白 60 克。

［用法］前 2 药为末,和葱白共捣成膏,贴心口窝(剑突下)处。
每日 1 次。适用于受寒呕吐。

5．胃痛

胃痛指胃脘部(剑突下,心口窝处)疼痛。可见于急、慢性胃炎,胃及十二指肠溃疡、胃痉挛、胃神经官能症、胃癌等病。中医根据胃痛的临床症状,将胃痛分为寒邪客胃、饮食停滞、肝气犯胃、肝胃郁热、瘀血停滞、胃阴亏虚、脾胃虚寒等类型。如胃痛遇寒加重,得温热则痛减,患者觉形寒喜暖,口不渴,喜热饮,舌苔白滑者,多见于寒邪犯胃和脾胃虚寒型胃痛;如胃部灼热疼痛,患者烦躁易怒,泛酸,口干口苦,舌红,舌苔黄,多见于胃热型胃痛。

● 偏方一

［组成］青黛 30 克,雄黄 15 克,密陀僧 30 克,铅粉 15 克。

［用法］共研成末,用鸭蛋清调匀,外敷胃部热痛处。适用于胃热作痛,胃部灼热痛。

● 偏方二

［组成］连须葱头 30 克,生姜 15 克。

［用法］共捣烂,炒热,布包趁热敷胃部。适用于胃寒胃痛。

● 偏方三

［组成］郁金 12 克,大黄 8 克,元胡粉 6 克,栀子 6 克,香附 6克,黄芩 6 克。

［用法］将上药共研细末,外敷于胃脘部,绷带包扎,胶布固定。1 日 1 换。

● 偏方四

［组成］鲜毛茛适量。

［用法］将鲜毛茛根须洗净,阴干,切碎,加入红糖少许,共捣成泥,装入空青霉素瓶盖的凹内,敷于胃俞、肾俞穴,约 15分钟,患者局部有蚁行感进而产生灼热感时,即可将药取下。适用于胃及十二指肠溃疡。如局部起泡,勿刺

破,待其自行吸收。

● 偏方五

[组成] 当归 30 克,丹参 20 克,乳香、没药各 15 克,生姜汁适量。

[用法] 将前 4 味药粉碎为末,加姜汁和成糊状,分别敷在上脘、中脘、足三里穴。1 日 3～5 次。

● 偏方六

[组成] 川椒、丁香、吴茱萸、细辛各等份。

[用法] 研末,纳入脐中,另取盐 250 克炒烫,分装几个布袋,趁热敷脐部及胃痛处,盐袋冷则更换。适用于寒邪犯胃型胃痛。

● 偏方七

[组成] 高良姜、干姜各 45 克,荜拨 25 克,枳实 15 克。

[用法] 共为末,加酒适量拌炒,分装数袋,趁热敷肚脐、中脘、气海、涌泉等穴。适用于寒性胃痛。

● 偏方八

[组成] 香附 8 克,陈皮 6 克,三棱 3 克,乳香 3 克,小茴香 6 克。

[用法] 共研成细末,熬成膏状,热敷胃脘部,冷后贴于中脘、胃俞穴。

● 偏方九

[组成] 川椒 15 克,干姜 10 克,附子片 10 克,檀香 10 克,苍术 20 克。

[用法] 上药粉碎成末,用姜汁调和如膏状,分别贴于中脘、胃俞、脾俞处,外盖纱布,胶布固定。

● 偏方十

[组成] 吴茱萸、桂枝、元胡、川椒、乌药各等份。

[用法] 共研细末,用醋调成糊状,每晚敷中脘、肚脐、气海穴处,上盖纱布,再敷以热水袋。适用于胃脘痛,遇寒或食冷则发者。

17

●偏方十一

[组成]艾叶1把。

[用法]揉碎,加酒炒热,纱布包裹,敷脐,外加热水袋覆盖,直
至痛缓。适用于寒性胃痛。

6.腹痛

腹痛是指胃脘以下,耻骨以上范围内发生的疼痛。腹痛大多
由腹腔内脏疾病引起,也可由腹腔外和全身疾病引起,是临床最
常见的症状之一。腹内病变有:腹腔内脏的炎症、溃疡、穿孔、肿
瘤、寄生虫等;腹腔外或全身性病变有:腹壁感染、脓肿、肌纤维组
织炎、静脉炎、外伤等,大叶性肺炎、胸膜炎等呼吸系统疾病引起
的腹痛,急性心肌梗塞、急性心包炎等循环系统疾病引起的腹痛。
其他如铅中毒、尿毒症、糖尿病酮症酸中毒及神经官能症等。

中医根据腹痛病因、疼痛部位、疼痛性质等将其分为寒、热、
虚、实等类型。如腹痛按压后疼痛不减甚而加重者多属实证,按
压后疼痛减轻多属虚证;得热疼痛减轻者多属寒证,得寒疼痛减
轻者多属热证。

●偏方一

[组成]吴茱萸30克。

[用法]研成细末,加适量生姜汁、黄酒煎熬成膏状,敷贴于腹
痛处。

●偏方二

[组成]吴茱萸、小茴香各等份。

[用法]共研细末,成人每次用0.2～1.5克,热酒调和,干湿适
度,纳脐中,上用纱布覆盖,胶布固定。每日1次。适
用于寒性腹痛。

●偏方三

[组成]大葱、食盐,或用大葱、生姜、小茴香适量。

[用法]切碎捣烂,炒热贴于肚脐或腹痛处,上覆热水袋热敷。

适用于寒性腹痛。

● **偏方四**

[组成] 枯矾 6 克,胡椒 10 粒,葱白 15 厘米,大枣 1 枚。

[用法] 前 2 药研末,大枣去核,葱白连须用,共捣如膏状,取药
膏约 2 厘米,贴于肚脐、天枢、关元穴处,盖以纱布,胶
布固定。每日 1 次。适用于寒性腹痛。

● **偏方五**

[组成] 血竭、乳香、没药各 3 克,大黄、冰片各 1 克,葱白 15 克。

[用法] 共捣如泥,贴关元穴,纱布覆盖,胶布固定。10 天换药,
20 天为 1 疗程,可连用 3 个疗程。治疗放置节育环后
引起的小腹疼痛。

[出处] 《北京中医》1988,3

● **偏方六**

[组成] 雄黄、朱砂各 60 克,川椒、桂心、芫花各 15 克,巴豆仁、
藜芦各 7 克,附子、葛根各 22 克。

[用法] 共研成末,布包,敷脐。

● **偏方七**

[组成] 胡椒 10 克,干姜 8 克,雄黄 3 克,吴茱萸 12 克。

[用法] 共研细末,用姜汁调拌,敷贴两侧腹痛处。

● **偏方八**

[组成] 大黄、栀子、芒硝各 10 克。

[用法] 共研细末。加入 75% 的酒精 10 毫升,蓖麻油 30 毫升,
调成糊状,平摊于两层纱布之间,中心处稍厚,将四边
缝合,敷贴痛处,外用胶布固定,上盖塑料薄膜,以防药
物渗出。每日 1 次。

● **偏方九**

[组成] 赤芍 20 克,桃仁 10 克,红花 6 克,木香 6 克,元胡 12
克,香附 6 克,官桂 6 克,乌药 6 克,干姜 3 克。

[用法] 共研细末。或煎后取药汁,调拌面粉或凡士林,制成饼

状,加热后敷贴腹部。

● **偏方十**

[组成] 胡椒 25 粒,丁香 20 粒,木香 6 克,丹皮 6 克,明矾 15 克,食盐 5 克。

[用法] 上药共研细末,加米醋调和成糊,涂敷于肚脐、劳宫(双侧)穴处,上盖纱布,胶布固定后两手掌合放于阴部,盖被子卧睡,取微汗即愈。

● **偏方十一**

[组成] 当归、吴茱萸、肉桂、细辛适量。

[用法] 研末,水煎两次,取煎液浓缩成稠厚状,混入溶于 95% 酒精的乳香、没药液适量,烘干后再研成细末,加入樟脑末适量。敷于腹部。用于痛经。

● **偏方十二**

[组成] 煅牡蛎、高良姜(炒)、川乌头(炮)、白芍各 3 克。

[用法] 共为末,加麝香少许,每次取 3 克,用唾液调涂乳上,得汗即愈。

7．腹胀

腹胀是指脘腹及脘腹以下的整个腹部胀满的一种症状。见于胃肠道梗阻:如幽门梗阻、肠梗阻、急性胃扩张等;肠内气体吸收障碍:如肝硬化、低血压、肠炎、心力衰竭等;肠管运动障碍:如肠麻痹、急性胰腺感染、阿托品等药物中毒、脊髓炎、低血钾等;腹腔内积气:如腹腔镜检查或剖腹术后、慢性胰腺炎等;其他如心律失常、B 族维生素缺乏等。

● **偏方一**

[组成] 厚朴、枳实各等份。

[用法] 共研成细末,用 60% 的酒精调和成糊,取适量放入肚脐中,外用胶布固定,7 天换药 1 次。

● **偏方二**

［组成］巴豆霜、木香、甘遂各等份。

［用法］将上药混合粉碎为细末,每次取药末 5~10 克,放入肚脐,覆盖纱布,胶布固定。每日 1 换。

● **偏方三**

［组成］猪肝半个,鸡内金 9 克,香橼 9 克,砂仁 3 克,沉香 3 克,生姜 60 克,大蒜 3 瓣。

［用法］上药共捣碎,做成饼状,贴脐中。

● **偏方四**

［组成］炒艾叶 30 克,木香、乌药、松节、川椒、大黄、芒硝、胡椒、蓖麻子各 9 克,丹参 12 克。

［用法］上药加水 500 毫升,煎至 150 毫升,用纱布缝成口袋,将煎好的中药渣装入纱布口袋,敷在整个腹部,用煎好的中药水随时浸湿纱布口袋,热敷 2~3 小时。

● **偏方五**

［组成］白芥子、苏子、香附、萝卜子、山楂各等量。

［用法］将上药炒,研成细末,调匀,敷贴于脐部,覆盖纱布,胶布固定。每日 1 换。

● **偏方六**

［组成］鲜橘叶 100 克,小茴香 30 克,麸皮 30 克,食盐 50 克。

［用法］将橘叶、小茴香捣粗末后,加入麸皮、食盐,炒热,装入纱布口袋,外敷脐部 3~4 小时。适用于中毒性肺炎,小儿肠炎,小儿中毒型菌痢所至肠麻痹之腹胀。

● **偏方七**

［组成］冰片 1 克,葱白 50 克,生姜 50 克。

［用法］将冰片碾成碎末,放于脐孔中,葱白、生姜捣烂,炒热,布包,敷于脐腹部。适用于小儿中毒性肠麻痹之腹胀。

● **偏方八**

［组成］竹叶、防风、吴茱萸各适量。

［用法］上药捣烂,敷脐上。治疗腹胀痛。

● **偏方九**

[组成] 灶心土适量。

[用法] 和鸡蛋清调,敷于腹胀痛处。适用于寒气入腹,腹胀满者。

● **偏方十**

[组成] 生田螺1只,盐6克。

[用法] 共捣烂,敷石门穴。

● **偏方十一**

[组成] 白芷10克,花椒15克,苦楝子50克,葱白、韭菜花各20个,白醋50毫升。

[用法] 将白芷、花椒研成细末,再将韭菜花、葱白、苦楝子捣烂如泥,后用白醋把上述药物调和成膏状,敷中脘穴周围,外用塑料薄膜覆盖,胶布固定或用腹带固定更佳。每日换药1次,可连贴2~4次。适用于胆囊炎、胆石症、胆道蛔虫、胆囊摘除术后肠粘连所致的急性上腹部疼痛。

● **偏方十二**

[组成] 蓖麻子仁10克,升麻粉2克。

[用法] 将蓖麻子仁捣烂如泥,拌入升麻粉,固定于百会穴处,然后让患者仰卧,放松裤带,用热水瓶熨升麻饼。每日3次,每次30分钟,每块药饼可连续适用5天,休息1天后换新药饼,如上法贴敷,10天为1疗程。用于胃下垂所致胀满。

● **偏方十三**

[组成] 蓖麻子仁50克,五倍子1克。

[用法] 制成药饼,贴敷百会穴,每日早晚在药饼上热熨10分钟左右。

● **偏方十四**

[组成] 蓖麻子仁两份,五倍子1份。

[用法] 共捣烂,制成药团敷脐部,外以关节镇痛膏6~8张固

22

定,每日早、中、晚各热熨1次。一般第4天去掉。

8．腹泻

腹泻是指大便次数增多,粪质稀薄或有脓血、黏液相杂的病证。腹泻是一种常见病、多发病,一年四季均可发生,夏秋季更多见。可见于急、慢性肠炎,肠结核,胃肠神经官能症,食物中毒及肠道变态反应性腹泻(如食虾、乳类、菠萝等物品后)等情况。

中医常将腹泻分成寒、热、虚、实等类型。如泻下物清稀如水,或夹有未消化的食物,不甚臭秽,舌苔白等症,则多为寒证;如泻下急迫,泻而不爽,粪色黄褐,气味臭秽,肛门灼热,或小便黄赤,或伴身热口渴,舌苔黄腻等症,多为热证;虚证多病程长,腹痛不甚,喜温喜按,身冷无力者,多属虚证,脾胃虚弱型多见大便稀,多夹有不消化的食物,反复发作,稍进油腻则大便次数增加,食欲不佳,进食后常有腹胀不适的感觉;脾肾阳虚型多见黎明前脐下作痛,肠鸣即泻,泻后即安,大便稀薄,粪便多夹有未消化的食物,患者怕冷,腰膝酸软。

● 偏方一

[组成] 吴茱萸50克,食盐100克。

[用法] 吴茱萸捣碎,和盐放在锅内炒热,用布包,趁热敷脐,冷则再炒再敷。适用于寒性腹泻。

● 偏方二

[组成] 吴茱萸30克,丁香6克,胡椒30粒。

[用法] 上药共为细末,装瓶备用。每次用药粉1~2克,与适量凡士林调成膏状,敷脐部。每天换药1次。适用于脾胃虚寒所致的腹泻。

● 偏方三

[组成] 枯矾50克,面粉20克,米醋适量。

[用法] 将枯矾研为细末,加入米醋、面粉,调和成糊状。取药糊适量,分别敷在两足心、脐部,上盖纱布,外用胶布固

定。每日换药 3 ~ 5 次。适用于久泻不愈者。

● **偏方四**

［组成］车前子、肉桂各等量。

［用法］共研细末，敷脐部，外盖纱布，胶布固定。每日换药
1 次。

● **偏方五**

［组成］丁香、肉桂、木香、吴茱萸、薄荷各等份。

［用法］将上药捣成粉末，密封备用。用时，取 10 克药粉调生姜
汁，用酒调成糊状，炒热后贴穴位，每次取两个穴位，每
日换药 1 次。急性腹泻取天枢、足三里；慢性腹泻取脾
俞、中脘；肾虚腹泻取命门、关元。腹泻伴恶心者，配内
关；水泻重者配阳陵泉。

● **偏方六**

［组成］葛根 50 克，白扁豆 100 克，车前草 150 克。

［用法］水煎 20 ~ 30 分钟，取药液，倒入浴盆中，对入适量温开
水，水面以能超过足踝为度。水温保持在 30℃ 左右。
浸泡足部 30 ~ 60 分钟，每日 2 ~ 3 次。如属于伤食泻加
莱菔子 20 克，脾虚泻加凤仙花根 30 克或桂枝 50 克。

● **偏方七**

［组成］胡椒粉适量。

［用法］填满肚脐，上盖纱布，外用胶布固定，隔日更换 1 次。适
用于寒证腹泻。

● **偏方八**

［组成］炮姜、附子、益智仁、丁香各等份。

［用法］共为细末，用水或鲜生姜汁调成糊状，敷满脐眼，外敷
纱布，然后用热水袋热熨其上，冷后更换。每日 1 ~ 2
次，每次 40 分钟。适用于脾肾阳虚的腹泻。

● **偏方九**

［组成］大蒜适量。

［用法］捣烂,敷脐中,或贴足心。适用于寒泻。

● 偏方十

［组成］五倍子6克。

［用法］用醋调成糊状,摊在纱布上,盖于脐。如泻止,即取出药。适用于久泻。

● 偏方十一

［组成］木鳖仁5个,丁香5个,麝香0.3克。

［用法］上药研末,米汤调作膏,纳脐中,外以膏药护住。适用于水泻不止。

● 偏方十二

［组成］白芷、干姜各3克。

［用法］共研细末。以蜂蜜调成膏,先用酒洗脐,微热后贴药膏,再点燃艾条灸烤药膏。适用于脾肾阳虚之腹泻。

● 偏方十三

［组成］无花果叶60克。

［用法］洗净,加水2000毫升,煎至1500毫升,趁热洗脚。早晚各1次,每次30分钟,15天为1疗程,疗程间隔5天。适用于湿热泻。

● 偏方十四

［组成］茜草45克。

［用法］煎水洗足,每天3次。适用于暑湿或湿热泻。

● 偏方十五

［组成］补骨脂、吴茱萸、煨肉豆蔻、附子、五灵脂、炒蒲黄、罂粟壳各30克,五味子、白芍各20克,乌药60克。

［用法］上药共为细末,装入布兜袋中,护住脐部及下腹部,日夜不离,1～2个月换药1次,病愈为度。用于慢性腹泻。

● 偏方十六

［组成］白胡椒粉与醋适量。

［用法］共调为糊状,敷脐,外用麝香虎骨膏固定,适用于寒泻。

●**偏方十七**

［组成］六一散(滑石、甘草)适量。

［用法］醋调为糊状,敷脐,外用麝香虎骨膏固定,适用于热泻。

9. 便秘

便秘是指大便秘结不通,排便间隔时间延长,或虽有便意但排之艰涩不畅的一种常见病证。可见于习惯性便秘,肠道炎症恢复期,手术后排便困难,产后排便困难,药物引起的便秘等。

中医认为,便秘主要由于胃肠燥热,津液耗伤;情志失调,气机郁滞;年老体弱,气血阴津不足;阳虚阴盛,阴寒凝结等因素所致。将本病分为虚实两大类,实证有热结、气滞型;虚证有阴血虚、阳气虚型等。热结便秘的主要特征是大便干结,小便黄赤,口干口臭或口舌生疮,心烦面赤,腹胀或痛,舌色红赤,舌苔黄燥。气滞便秘的主要特征有大便秘结,欲便不得,肛门坠胀,两胁及腹部胀满或胀痛,食欲不振,舌苔白等。阴血亏虚便秘的主要特征有大便干结,排出困难,多在生产、劳累后发生,患者多伴有心慌心烦,头晕无力等症状。阳气亏虚便秘多以大便排出困难,大便或燥结或软,虽有便意但排之不下,临厕努挣无力,多伴汗出气短,便后疲惫不堪,患者多面色苍白,手足不温,喜热怕冷,小便频、色淡、量多等为主要特征。

●**偏方一**

［组成］葱白(连须)50 克,生姜 30 克,食盐 15 克,淡豆豉 37 粒。

［用法］将上药混合捣融,制成圆饼,放火上烘热,敷于脐部,绷带固定,冷后再换,一般 12～24 小时气通自愈。

●**偏方二**

［组成］芒硝 9 克,皂角粉末 1.5 克。

［用法］将芒硝溶入水中,再加入皂角粉末,调敷脐部。适用于

热结便秘。

● **偏方三**

[组成] 附子 15 克,苦丁茶、炮川乌、白芷各 9 克,胡椒 3 克,大蒜 10 克。

[用法] 上药共研细末,捣成饼,敷贴脐部。适用于寒结便秘。

● **偏方四**

[组成] 商陆 10 克。

[用法] 为末,用开水调成膏状,敷贴在鸠尾穴上。每日 1 次。适用于热结便秘。

● **偏方五**

[组成] 大葱 125 克。

[用法] 捣烂做成饼状,外敷脐部,以热水袋置葱饼上。适用于阳虚便秘。

● **偏方六**

[组成] 丁香、附子各 25 克,川乌、白芷、皂角各 15 克,胡椒 5 克,细辛 3 克。

[用法] 共为细末,再取独头蒜 10 克,捣碎,和上药炒热,装入药袋中,放于小腹上,上面再覆盖热水袋。每日 1 ~ 2 次,每次 30 分钟。适用于阳虚便秘。

● **偏方七**

[组成] 当归 60 克,大黄 30 克,芒硝、甘草各 15 克。

[用法] 将上药熬膏,贴脐上,或煎成药液,沾药液摩腹。

● **偏方八**

[组成] 蜗牛连壳 5 ~ 6 只,麝香 0.15 克。

[用法] 将蜗牛捣烂,压成饼状,用温水清洗患者脐部,待脐部干后,把麝香研成细末,放入脐中,再把蜗牛饼盖在麝香末上,上盖一层塑料薄膜,外盖纱布,胶布固定。隔日 1 次。适用于热结便秘。

● **偏方九**

〔组成〕大黄12克,麻子仁8克,枳实6克,巴豆6克,麝香0.3
克,芒硝8克。

〔用法〕将上药研成细末,和凡士林或油脂做成饼,敷贴脐部、
八髎穴。

●偏方十

〔组成〕甘遂3克或巴豆1克,肉桂1克,吴茱萸3克。

〔用法〕实证用甘遂研末,调姜汁敷支沟、天枢穴;虚证用巴豆、
肉桂、吴茱萸研末,调姜汁炒热,贴足三里、肚脐部。

10. 痢疾

痢疾是以大便次数增多,腹部疼痛,肛门坠胀,泻下脓血或黏
液便为特征。可见于急、慢性细菌性痢疾,急、慢性阿米巴肠病,
慢性非特异性溃疡性结肠炎等。

中医常将本病分为虚、实、寒、热等型,本病初起,腹痛,肛门
灼热,便下脓血黏液,舌苔黄腻者,多为实证、热证;若下痢日久,
多为虚证;痢下赤白黏冻,白多赤少,或纯为白色黏冻,伴有腹痛,
舌色淡,舌苔白腻者,多属寒证。

●偏方一

〔组成〕吴茱萸20克。

〔用法〕研细末,醋调成膏,敷肚脐和双侧足心穴。每日1次。
一般3～5天即可见效。适用于湿热痢、疫毒痢。

●偏方二

〔组成〕皂角6克,细辛27克,大葱100克,田螺2只,神曲12克。

〔用法〕将皂角、细辛、神曲烘干,研为细末,再和大葱、田螺肉
共捣为膏,用药膏适量,纱布包裹,压成饼状,敷脐部,
胶布固定,药干即换。

●偏方三

〔组成〕白术、厚朴、陈皮、甘草各32克,木香、槟榔各15克,桃
仁、黄连、茯苓、党参、当归、生姜各15克。

[用法] 以香油 2500 毫升,炸枯上药,去药渣,加入黄丹熬搅成膏,贮存于瓷器中备用。用时取适量,平摊于纸或纱布上,贴于脐中,外用胶布固定。每日 1 次,7 ~ 10 次为 1 疗程。

● 偏方四

[组成] 生大黄 60 克,黄连 30 克,黄柏 30 克,绿豆 3 粒,去壳巴豆 3 粒。

[用法] 共研细末,取适量凡士林软膏与之混合调匀,取药膏适量贴敷于脐部、大肠俞,固定。每日 1 次,连续 7 天。适用于湿热痢。

● 偏方五

[组成] 胡椒 10 粒,绿豆 3 粒,去壳巴豆 3 粒。

[用法] 共研细末,与红枣 2 枚,共捣成膏。取适量药膏贴敷于肚脐、脾俞、足三里处,固定。每日 1 次,连续 2 ~ 3 次。适用于寒湿痢。

● 偏方六

[组成] 马钱子 3 个,丁香 24 粒,麝香 0.3 克(可用冰片或樟脑代替)。

[用法] 将马钱子放锅中炒黄,冷却后与丁香共研细末,再和麝香混合研极细粉,开水调膏,如豌豆大,敷于肚脐、脾俞等处,外用胶布固定。每日 1 次,一般 7 ~ 10 次即可见效。适用于虚寒痢、休息痢。

● 偏方七

[组成] 吴茱萸 6 克,六一散 9 克。

[用法] 吴茱萸研末,和六一散水调成糊状,涂于干净的纱布上,敷脐,胶布固定。每日 1 次。适用于寒湿痢疾。

● 偏方八

[组成] 滑石 50 克,车前子 50 克,黄连 10 克。

[用法] 上药制成粉末,每次取 1 ~ 2 克填脐中,盖纱布,胶布固

定。每日 1 次,重者每日 2 次。适用于急性菌痢。

●**偏方九**

[组成] 苍术、藿香、陈皮、半夏、青皮、桔梗、枳壳、苏叶、厚朴、甘草各 15 克,生姜、葱白各 9 克,晚蚕沙 60 克。

[用法] 上药打碎和匀,炒烫后装入布袋,扎紧口,趁热将药袋置于肚脐,冷则更换。每日 2 次,每次 30 分钟,5~7 天为 1 疗程。适用于虚寒痢、寒湿痢、休息痢。

●**偏方十**

[组成] 大葱(连根须)24 克,芝麻油 200 毫升,铅粉 120 克。

[用法] 将麻油放入锅中,加热沸腾,葱切成小段,入油内炸枯滤去,再将油熬至滴水成珠不散时,徐徐投入铅粉收膏,取药膏摊贴肚脐,止泻穴,上盖纱布,胶布固定。每日 1 换,2~3 次为 1 疗程。适用于湿热痢疾。孕妇忌用。

●**偏方十一**

[组成] 大田螺 2 只,麝香 1 克。

[用法] 田螺捣烂,加入麝香做成饼,烘热后贴脐部。

●**偏方十二**

[组成] 木鳖仁 6 个。

[用法] 研碎,分成两份,取 1 份放在脐部,上敷热水袋。

●**偏方十三**

[组成] 水蛭 1 个,肠肚适量,麝香 1.5 克。

[用法] 水蛭及肠肚捣碎,烘热,加入麝香,做饼,贴脐上。

●**偏方十四**

[组成] 黄瓜根适量。

[用法] 捣烂摊贴肚脐上。

●**偏方十五**

[组成] 官桂 3 克,枯矾 3 克。

[用法] 共为末,用凉水调糊,摊脐上,固定,当觉大热时,以水润之。

● **偏方十六**

〔组成〕盐适量,枳实 60 克。

〔用法〕炒热敷肛门。用于赤白痢日久,肛门疼痛者。

11.冠心病

冠心病是冠状动脉粥样硬化性心脏病的简称。是指冠状动脉因发生粥样硬化而产生了管腔狭窄或闭塞,导致心肌缺血缺氧而引起的心脏病。患者多有心前区疼痛,在激烈运动或劳累后可引起胸痛发作,但休息或舌下含服硝酸甘油后,疼痛常可迅速消失。多见于 40 岁以上的成年人。患者常有高血压、高血脂、高血糖、肥胖等病证。

● **偏方一**

〔组成〕南星、川乌各半。

〔用法〕共为细末,用黄醋熔化,调为膏,摊于手、足心。每日 1
次,晚敷,晨起去掉。10 次为 1 疗程。也可治疗
心慌。

● **偏方二**

〔组成〕硝酸甘油 2~3 片。

〔用法〕用水化开后置于胶布上,贴于心前区,外用纱布覆盖固定。

● **偏方三**

〔组成〕檀香、细辛各等份。

〔用法〕共研细末,用酒调成糊状,敷在脐部。

● **偏方四**

〔组成〕檀香、乳香、没药、郁金、醋炒元胡各 12 克,冰片 2 克。

〔用法〕将上药研细末,另加麝香 0.1 克,调匀备用。用时取少
许,用二甲基亚砜调成软膏状,置于伤湿止痛膏中心,
贴膻中、内关(双侧)穴,每日换药 1 次。

● **偏方五**

〔组成〕降香、檀香、田七、胡椒各 10 克,冰片 0.25 克,麝香 0.1 克。

［用法］将上药研末,密封备用。临用时取药末 2 克,用酒调成
药饼,分成 5 小块,贴于膻中、双侧内关、双侧心俞穴。
两天换药 1 次,5 次为 1 疗程。

● **偏方六**

［组成］栀子、桃仁各 12 克,蜂蜜 30 克。

［用法］前 2 味药研末,加蜂蜜或鸡蛋清调成糊状,将药摊在心前
区,敷药面积约 7 厘米×15 厘米,然后用覆盖纱布。初
用时,每 3 日 1 换,2 次后,7 日换 1 次,6 次为 1 疗程。

● **偏方七**

［组成］川芎 5 克,乌头、细辛、附子、羌活、川椒、桂心各 15 克。

［用法］共研末,炒热装布袋中,热熨背上,至胸痛停止。

12. 高血压病

高血压的发病与年龄、性别、职业及工作环境、家庭遗传有很
大关系。一般 40 岁以后发病率明显增加。高血压有原发性高血
压与继发性高血压之分,高血压患者 80% ～90% 是由于原发性
高血压引起,所以又称高血压病。正常人的血压有一定的波动幅
度,一般来说情绪紧张、活动时较高,安静休息时较低。一个人在
安静休息状态,如血压经常超过 140/90mmHg(18.7/12kPa)就是
高血压病,判定高血压以舒张压(即俗称的低压)升高为主要依
据,舒张压若持续超过 90mmHg,不论其收缩压如何均列为高血
压;舒张压持续在 85～90mmHg,列为高血压可疑。正常人的收
缩压(俗称高压)随年龄而增高,一般认为 40 岁至 60 岁,每增加
10 岁,收缩压可递增 10mmHg。

高血压病人的症状因人而异,差别很大,一部分人可无症状,
往往在体格检查中或其他疾病诊断过程中发现。高血压病的早
期症状,一般有头晕、头痛、心悸、失眠、耳鸣、心烦、容易疲劳、记
忆力减退、颜面潮红或有肢体麻木等。晚期可导致心、脑、肾等脏
器的病变。高血压也可作为某种疾病的一个症状,如泌尿疾病、

心血管疾病、内分泌疾病、颅内疾病等发生的高血压,成为症状性高血压或继发性高血压。

中医学认为本病多因情绪抑郁、精神过度紧张或饮酒过度、嗜食肥甘厚味等而致肝阳偏亢,痰浊壅盛,或肝肾阴虚、阴阳两虚。

● 偏方一

[组成] 吴茱萸、菊花、肉桂各等份,鸡蛋1枚。

[用法] 将前3味药研成细末,于睡前洗脚后,用10克药末与蛋清调和,敷两足心,外用纱布包扎固定,次晨去掉。连用5～19次。

● 偏方二

[组成] 吴茱萸适量。

[用法] 研为细末,每次15～30克,用食醋调成糊状,于睡前敷于两足心,用纱布包扎固定。每天换药1次,重症可连用3～5次。

● 偏方三

[组成] 桃仁、杏仁各12克,栀子3克,胡椒7粒,糯米14粒,鸡蛋清适量。

[用法] 前5味药共捣烂,加1个鸡蛋清调成糊状,分3次用。于每晚睡前敷两足心,次晨去掉,连用6晚为1疗程。

● 偏方四

[组成] 蓖麻仁50克,吴茱萸20克,附子20克,生姜150克,冰片10克。

[用法] 将前3味药研末,生姜捣烂加入药末中,再加入冰片,调成膏状。每晚贴两足心,次晨去掉,7天为1疗程。

● 偏方五

[组成] 肉桂、吴茱萸、磁石各等份。

[用法] 将上药研细末,密封保存。每次用药末5克,蜂蜜调成药饼,贴足心。再配上太冲或足三里穴,每次贴两穴,

轮流使用。每天临睡前换药 1 次,胶布固定,再用艾条灸烤 20 分钟。

● **偏方六**

[组成] 吴茱萸 100 克,龙胆草 50 克,硫磺 20 克,朱砂 15 克,明矾 30 克,小蓟根适量。

[用法] 将前 5 味药粉碎,加入小蓟根汁,调成糊状,敷于脐及两足心,每穴用药 10 ~ 15 克,上盖纱布,胶布固定。每 2 日换药 1 次,1 个月为 1 疗程,一般 7 ~ 10 天见效,连用 2 ~ 3 个疗程。

● **偏方七**

[组成] 夏枯草 30 克,钩藤 20 克,桑叶 15 克,菊花 20 克。

[用法] 水煎洗脚。每日 1 ~ 2 次,每次 10 ~ 15 分钟,10 ~ 15 日为 1 疗程。

13. 失眠

失眠是以不易入睡或睡而易醒为主要表现的一种常见病证,既可单独出现,也可与头痛、眩晕、心悸、健忘等证同时出现。可见于神经官能症、更年期综合征及高血压、脑动脉硬化、贫血等病证。中医认为失眠与情志所伤、劳逸失常、久病体虚、饮食不节等有关,将本病分为虚、实两类,虚证多见。失眠除用药治疗外,还须注意病人的精神因素,解除烦恼,消除顾虑,避免情绪激动,睡前不吸烟、不饮酒和浓茶,每天参加适当的体力劳动,加强体育锻炼,增强体质,养成良好的规律和生活习惯。如果不注意精神治疗和生活调节,单纯依靠药物,往往影响疗效。

● **偏方一**

[组成] 朱砂 3 ~ 5 克。

[用法] 研成细末,用干净白布,涂糯糊少许,均匀沾附药末,睡前敷足心,胶布固定。

● **偏方二**

［组成］黄连 15 克,阿胶 9 克。

［用法］黄连煎汤,加入阿胶化开,摊贴胸部,或加白芍、黄芩各 9 克,鸡蛋清 1 个,搅贴胸部。

● 偏方三

［组成］吴茱萸 9 克,米醋适量。

［用法］吴茱萸研末,用米醋调成糊,敷于两足心,上盖纱布,外用胶布固定。

● 偏方四

［组成］磁石 20 克,茯神 15 克,五味子 10 克,刺五加 20 克。

［用法］先煎煮磁石 30 分钟,然后加入其余药物再煎 30 分钟,去渣取汁。将一块洁净纱布浸泡于药汁中,趁热敷于患者前额及太阳穴处。每晚 1 次,每次 20 分钟。

● 偏方五

［组成］吴茱萸、肉桂各等量。

［用法］研末,密封备用。临睡前取药粉 10 克,酒调,炒热,敷于一侧神门、三阴交,每天换药 1 次,左右两侧穴位交替使用。

● 偏方六

［组成］珍珠粉、丹参、硫磺、冰片各等量。

［用法］研末,取适量药末放入脐中,胶布固定。5～7 天换药 1 次。

● 偏方七

［组成］青皮一块。

［用法］置火上烤热,趁软擦上下两眼睑。每日 1 次,每次 20 分钟。

● 偏方八

［组成］磁石 30 克,菊花、黄芩、夜交藤各 15 克。

［用法］水煎,取药液,加热水洗足。每晚睡前洗 1 次,洗后入睡。

14．黄疸

黄疸是指以巩膜(白睛)、皮肤、小便黄染为主要表现的疾患,其中,白睛黄染是本病最主要的特征。现代医学认为黄疸是由于胆红素产生过多,肝细胞对胆红素的摄取、结合或排泄三个过程的障碍,肝内、肝外阻塞,引起血液中胆红素浓度增高所致。可见于急、慢性肝炎,肝硬化,肝癌,胆囊炎,胆石症,疟疾,钩端螺旋体等病证。婴幼儿黄疸多属先天性疾病,青少年与黄疸型病毒性肝炎多见,老年以肿瘤居多;疟疾、钩端螺旋体病等有一定的地区性;中毒性肝炎引起的黄疸与用药和长期过量饮酒关系密切。

中医将黄疸分为阳黄和阴黄两大类。阳黄起病急速,病程短,黄色鲜明,多因湿热所致;阴黄病程长,起病缓慢,黄色晦暗,多属虚属寒。

● **偏方一**

[组成] 茵陈、栀子、大黄、芒硝各30克,杏仁18克,常山、鳖甲、巴豆霜各12克,豆豉50克。

[用法] 将药浓煎取汁,装瓶备用。用时纱布或棉花蘸药汁,涂擦脐部,并炒热药渣,敷脐部。每日2次,每剂药可用4次,10天为1疗程。适用于阳黄。

● **偏方二**

[组成] 丁香12克,茵陈50克。

[用法] 煎汤取汁,擦胸前、四肢、周身。每日1~2次,10天为1疗程。适用于阴黄。

● **偏方三**

[组成] 砂仁30克,白糖50克,白矾10克,鲫鱼1条。

[用法] 将砂仁研为细末,然后与白矾、白糖、鲫鱼共捣烂,纱布包裹,敷脐、至阳穴,外盖纱布,胶布固定。每日1次。适用于阳黄。

● **偏方四**

［组成］胡椒3～5粒,麝香0.9克,鲫鱼1条(背肉两块)。

［用法］先把胡椒研末,和鲫鱼肉共捣烂,纱布裹之,分别敷脐、肝俞、脾俞,敷前先洗净皮肤,用麝香少许置于穴位上,外盖鲫鱼药饼,再盖纱布,胶布固定。每日换药1次。适用于阴黄。

● 偏方五

［组成］茵陈30克,丁香20克,胡椒30粒,鲜鲫鱼(去头骨、内脏)1条。

［用法］将3味药研成细末,再和鲫鱼肉捣烂,并对入白酒调成糊状。用时取1/5份,分别敷贴于脐、肝俞、脾俞、阳陵泉等穴上,纱布覆盖,胶布固定。每日换药1～2次,7日为1疗程。适用于阴黄。

● 偏方六

［组成］活青蛙2只,鲜仙人掌适量。

［用法］上药共捣烂,用绿豆面调成膏,贴肝区。

● 偏方七

［组成］250克重雄鸡1只。

［用法］将鸡从背上破开,不去毛,带热血贴敷患者胸前,冷则换之,每日数次。

● 偏方八

［组成］大黄、黄柏、栀子各等份。

［用法］研末,装瓶备用。用时取药末30克,蜂蜜水调成膏状,贴期门穴。每日1次,每次6小时,30次为1疗程。

● 偏方九

［组成］甜瓜蒂、秦艽各100克,紫草、黄芩、丹参各30克,铜绿15克,冰片6克。

［用法］除甜瓜蒂、冰片另研末外,其余药混合研末,再合在一起,分成15份,装入塑料袋中密封备用。用温开水洗净脐部,将药粉倒入脐孔,约填满2/3,用胶布封紧。每

人每次用量约 0.15 克,小孩每次约 0.1 克,每两天换药 1 次,直至病愈。适用于阳黄、阴黄。

15. 胁痛

胁痛是一侧或两侧胁肋部发生疼痛的病证。胁痛主要与肝胆疾病有关,可见于急慢性肝炎、急慢性胆囊炎、肝硬化、肝脓肿、肝寄生虫病、肝癌以及胆道蛔虫病、肋间神经痛、肋软骨炎等。

中医认为胁痛与情志抑郁不舒或暴怒而伤肝,或强力负重而脉络受伤,或饮食不调,或久病、劳累过度致精血亏虚等因素有关。常分为肝气郁结、瘀血停滞、肝胆湿热、肝阴不足等四型。胁痛以胀痛为主,痛处走窜不定,疼痛每每随情绪变化而增减,多伴嗳气频频者,属于肝气郁结型;胁肋刺痛,痛处固定,入夜更甚,胁肋下多有韧性或坚硬的肿块,舌质紫暗者,为瘀血停滞型;胁痛口苦,厌食,恶心呕吐,黄疸,小便黄赤,舌苔黄腻,或伴发热者,属肝胆湿热型;如胁痛日久,隐隐作痛,劳累后加重,伴口干咽燥,心烦,头晕目眩,舌光嫩少苔者,属肝阴不足型。

● 偏方一

[组成] 川芎 12 克,香附 10 克,柴胡、芍药、青皮、枳壳各 6 克。

[用法] 将药物研细末,麻油调拌,贴于胁肋疼痛处。如胀痛明显,加入夏枯草 30 克,钩藤 12 克;如以刺痛为主,加入鸡血藤、桃仁;如以灼痛感为主,加地龙、木香、穿山甲。适用于胁痛固定者。

● 偏方二

[组成] 白芥子、吴茱萸各等份。

[用法] 研成细末,水调如糊状。取药糊敷于章门、京门穴处,干后换药。每日数次。适用于急、慢性胆囊炎之胁痛。

● 偏方三

[组成] 三棱 12 克,莪术 10 克。

[用法] 共研细末,用凡士林调拌,贴在痛处。适用于胆囊炎所

致胁痛。

● **偏方四**

[组成] 栀子、大黄、芒硝各 10 克,冰片 1 克,乳香 3 克。

[用法] 上药共为细末,加蓖麻油 30 毫升,75% 酒精 10 毫升,蜂蜜适量,调为糊状,敷于胆囊区。每日 1 次,保持 8～12 小时。用至腹胁疼痛缓解而按压时不痛为止。

● **偏方五**

[组成] 甘遂、牵牛子各 6 克,附子、肉桂各 10 克,生姜适量。

[用法] 将前 4 味药共研细末,用生姜汁调成糊状,外敷脐部。每日换药 1 次,10 日为 1 疗程。可用于慢性肝炎及肝硬化。

● **偏方六**

[组成] 青黛 4 份、甜瓜蒂 5 份、冰片 1 份。

[用法] 将上药共研为末,每次取 1 克,调大蒜汁,做成药饼,贴敷于一侧臂臑穴上,24 小时后取下,2～3 周 1 次,左右交替,3 次为 1 疗程。一般治疗观察两个月。可用于慢性肝炎。

● **偏方七**

[组成] 生川乌、生草乌各等份。

[用法] 共研成细末,用凡士林适量,调成膏状。取适量敷贴于痛点及其周围,外以纱布覆盖,胶布固定。每次取 1～2 处,每日换药 1 次。如胁痛游走不定,可取章门、期门、日月等穴。局部皮损者,不宜贴此药。适用于胁痛剧烈者。

● **偏方八**

[组成] 青皮适量。

[用法] 打碎,拌醋炒烫,装入布袋,热敷胁痛处,冷则更换。每日 2 次,每次 30 分钟。适用于胁下刺痛,有包块者。

● **偏方九**

[组成] 生姜 500 克。

[用法] 捣烂,布包热熨痛处,冷则炒热再熨,直至见效。用于
心胸胁下胀痛者。

● 偏方十

[组成] 盐适量。

[用法] 炒热熨痛处。

16．肝硬化腹水

肝硬化腹水是肝硬化的并发症之一,一般预后不良。肝硬化
是由多种原因引起的弥漫性肝脏损害。患者多有肝炎、血吸虫
病、黄疸、长期酗酒等病史。临床上以肝功能损害及门脉高压为
主要表现。肝功能损害的主要表现有:厌食、顽固腹胀、出血倾向
及贫血等;肝硬化腹水是门脉高压症的表现,同时可见肝掌、蜘蛛
痣、腹壁静脉曲张、脾肿大等症。肝硬化腹水属于中医"鼓胀"的
范畴。

● 偏方一

[组成] 甘草、甘遂各 15 克。

[用法] 共为细末。分为 8 份,每次用药末 1 份,鲜姜 9 克,去
皮,捣烂调和药末,分置于两块 5 厘米×5 厘米胶布上,
敷双侧曲泉穴,用药 24 小时后取下。可连续用药 3 次,
然后间隔 3~5 天再敷。

● 偏方二

[组成] 轻粉 6 克,巴豆霜 12 克,生硫磺 3 克。

[用法] 共研为末,制成药饼,敷脐上,外盖纱布,胶布固定。待
患者泻下 5~6 次后,除去药饼,然后服温粥调养。

● 偏方三

[组成] 甘遂(可用商陆替代)适量。

[用法] 研末,连须葱白 5 根,如患者畏寒怕冷,则加少量肉桂。
上药共捣烂,将脐部先用醋涂擦,然后将药泥敷脐上,

纱布覆盖、固定。一般 2～4 小时之内能自动排尿或排稀水便。

● **偏方四**

［组成］大黄 15 克,巴豆、枳壳、沉香各 5 克,皂角、琥珀各 8 克,莱菔子 10 克。

［用法］共研细末,用姜汁调药末如泥,制成较 2 厘米稍厚的药饼,敷脐上,外用纱布固定。每日换药 1 次,15 日为 1 疗程。

● **偏方五**

［组成］川椒 100 克,炙鳖甲、白术、阿魏各 15 克。

［用法］共研细末,加白酒适量,炒烫,装入布袋,置于肚脐,上覆热水袋以保持温度。

● **偏方六**

［组成］芒硝 15 克,甘遂 8 克,水红花子 5 克。

［用法］上药共研细末,放在膏药上,敷于脐部,用热水袋覆盖上。

● **偏方七**

［组成］肉桂 6 克,芒硝 60 克,研末。

［用法］将上药和匀,敷脐,外盖纱布,用胶布固定。

● **偏方八**

［组成］水红花子 500 克。

［用法］水煎熬膏。每次 1 汤匙,每日 2 次,黄酒或开水送服。同时水红花子膏摊布上,以脐为中心外贴腹部,每日换药 1 次。

● **偏方九**

［组成］败酱草适量。

［用法］和麝香少许捣烂。贴脐。

17．淋证

淋证是以尿频、尿急、尿痛为主要表现的病证,多伴有小便色黄赤,或尿出沙石,或尿如米膏。中医认为本病病因以膀胱湿热为主,如尿色深黄,小便灼热刺痛,则属热淋。尿色深红或夹血丝者,属血淋;尿有沙石者,称石淋;尿如米膏者,称膏淋。常见于泌尿系感染患者。

● **偏方一**

[组成] 地龙(即蚯蚓)1条,蜗牛1只。

[用法] 共捣烂,用温水洗净脐部,将药敷脐。每日换药1次,10次为1疗程。适用于膏淋、血淋,各型石淋。

● **偏方二**

[组成] 莴苣1把,黄柏100克。

[用法] 合捣如膏,取药膏如枣大,放胶布中间,贴敷肚脐、小肠俞、膀胱俞,每穴1张,每日换药1次。适用于热淋。

● **偏方三**

[组成] 生葱白3~5根。

[用法] 和食盐少许共捣如泥。取药泥如枣大一块,放胶布中间,贴敷肚脐、小肠俞、膀胱俞,每穴1张,每日换药1次。适用于各型石淋。

● **偏方四**

[组成] 鲜莴苣1把。

[用法] 捣烂敷脐部,每日1次。适用于血淋。

● **偏方五**

[组成] 虎杖根100克,乳香15克,琥珀10克,麝香1克。

[用法] 将鲜虎杖根和诸药混合,捣烂如泥;如无鲜虎杖根,可用干品粉碎为末,用葱白和诸药捣烂如泥。取药泥如枣大,放胶布中间,贴敷肚脐、肾俞、膀胱俞,每穴1张,每日换药1次。适用于石淋、血淋。

● **偏方六**

[组成] 瓦松(屋上无根草)适量。

[用法] 煎浓汤趁热熏洗小腹。用于石淋。

●偏方七

[组成] 田螺 7 只,淡豆豉 10 粒,连须葱头 3 个,鲜车钱草 3 棵,食盐少许。

[用法] 共捣烂,做饼,敷脐部,每日 1 次。用于泌尿系结石。

18. 癃闭

癃闭是指小便量少,点滴而出,甚至闭塞不通为主要表现的疾患。患者尿道无疼痛感,病情严重时还可出现头晕、头痛、恶心、呕吐、胸闷、喘促、水肿甚至昏迷等症。病变部位在膀胱和尿道,为各种原因引起的尿潴留及无尿证,如神经性尿闭,膀胱括约肌痉挛,尿路结石,尿路肿瘤,尿路损伤,尿道狭窄,前列腺增生,尿毒症等。本病治疗以"通"为原则。

●偏方一

[组成] 生葱 250 克,或加食盐 500 克。

[用法] 将生葱切碎,和盐入锅内炒热,然后取出,用布包裹,待温度不烫皮肤时,敷脐部及小腹,冷则再炒热敷。一般更替热敷数次,敷 2～4 小时。如无效,可连用 2～3 天。

●偏方二

[组成] 麝香虎骨膏。

[用法] 剪成 3 厘米×3 厘米小方块。取脐中、气海、关元、命门、肾俞、三焦俞、膀胱俞、三阴交等穴,每次选 3～4 穴。将药膏贴在所选穴位上,两天换药 1 次。可连用两周。

●偏方三

[组成] 麝香 0.3 克,血竭 1 克。

[用法] 共研细末,敷于脐部,以胶布固定。适用于外伤后癃闭。

●偏方四

[组成] 党参 30 克,当归 15 克,川芎 9 克,柴胡 9 克,升麻 9 克。

[用法] 上药共为细末,加水炼膏,将膏贴肛门,便前取下。每日 1 次。适用于癃闭伴有小腹、肛门有下坠感者。

● **偏方五**

[组成] 大蒜 1 枚、栀子 8 个,食盐少许。

[用法] 共捣烂,外敷脐部半小时。

● **偏方六**

[组成] 大蒜 3 瓣,蝼蛄 5 个。

[用法] 共捣为泥,敷于脐部,约 1 小时。

● **偏方七**

[组成] 蜗牛 3 只。

[用法] 捣碎贴脐下,用手按摩脐下皮肤。

● **偏方八**

[组成] 食盐 500 克,生葱 250 克,田螺数只,麝香 0.3 克。

[用法] 将葱切碎,加盐入锅中炒热,用布袋包裹在肚脐周围外敷;或用田螺和麝香共捣烂,敷脐下 2 寸左右处,如无麝香,可用麝香虎骨膏固定。

● **偏方九**

[组成] 连须葱白 2 根,生姜 3~5 片,淡豆豉 20 粒,食盐 1 小匙,面粉适量。

[用法] 将上 4 味药捣烂,和入面粉适量,加少量 75% 的酒精,调成面团,烘热,待温度适宜时,贴敷于脐部,外盖纱布,胶布固定,凉后再热。每日数次。

● **偏方十**

[组成] 巴豆、黄连各 15 克。

[用法] 上药做成药饼,先滴葱汁在脐内,再将药饼贴脐上,用艾条灸烤。

● **偏方十一**

[组成] 苎麻根适量。

[用法] 洗净研末,摊在布上,贴小腹部连阴毛处。

44

● **偏方十二**

［组成］鲜莴苣适量。

［用法］捣烂贴脐中。

● **偏方十三**

［组成］栀子4克,食盐少许,独头蒜1枚。

［用法］共捣烂,摊纸上贴脐,或涂阴囊上。

● **偏方十四**

［组成］葱泥250克。

［用法］煨熟捣烂,贴脐上。或带须叶之大葱3根,麝香0.15
克。共捣烂,炒热,纱布2~3层包裹,贴气海穴处,包
扎固定。一般10~20分钟即可排尿。

● **偏方十五**

［组成］甘遂末适量。

［用法］用生面糊贴敷脐中及关元穴处,上用艾条灸烤,并饮甘
草汤。

● **偏方十六**

［组成］蚯蚓粪、芒硝各等份。

［用法］水调敷脐下。

● **偏方十七**

［组成］连叶葱白适量。

［用法］蜂蜜少许。共捣烂,敷肾区。

● **偏方十八**

［组成］大蒜120~240克,芒硝30克。

［用法］共捣碎,外敷肾区2小时,为防止皮肤损伤,可在皮肤上
隔1~2层凡士林纱布;大黄150克,醋200毫升,调和
后敷肾区6小时。以上两种方法轮换,每日1~2次。
适用于年老肾虚之癃闭。

● **偏方十九**

［组成］荆芥、紫苏、艾叶各15克,葱5根。

［用法］煎汤,熏洗阴部。适用于产后小便不通各型。
- **偏方二十**
［组成］陈瓜蒌 30~60 克。
［用法］煎汤坐浴约 20 分钟。适用于产后小便不通各型。
- **偏方二十一**
［组成］蝼蛄适量,麝香少许。
［用法］用蝼蛄后半截,和麝香共捣烂填脐中,胶布固定。
- **偏方二十二**
［组成］白矾末适量。
［用法］填脐中,以凉水滴脐,觉冷透腹内即可。

19. 尿频、遗尿、小便失禁

尿频是指小便次数增多,1 日超过 10 次以上。遗尿与小便失禁都是指小便不能控制而自行排出的一类病证。3 岁以上的儿童,在睡眠中,小便不知不觉排出,醒后方知者,名遗尿;在清醒状态下,小便不能控制,自行排出者,名小便失禁。遗尿多见于儿童,尿频、小便失禁多见于产后、病后体虚及年老者,三者均排尿通畅,无尿急、尿痛的感觉。三者病因多与脾肾阳虚、肺脾气虚有关。

- **偏方一**
［组成］丁香、肉桂各等份。
［用法］共研细末,用黄酒或水调成膏,纱布包裹,敷脐,外用胶布固定。每日 1 次,5 次为 1 疗程。治疗尿频。
- **偏方二**
［组成］白芥子 10 克,肉桂、细辛各 8 克,冰片 12 克,鲜葱、鲜姜、大蒜适量。
［用法］前 4 味药共研细末,与葱、姜、蒜混合捣烂,取一小团放于双侧膀胱俞、肾俞、三阴交、足心处,盖上纱布,胶布固定。6~8 小时取下。如局部热痒,可缩短时间。每日或隔日 1 次,1 周为 1 疗程。治疗尿频。

●偏方三

[组成]硫磺 30 克,大葱 120 克。

[用法]先将硫磺研末,再和大葱共捣如泥,烘热,装纱布袋,敷脐,外用纱布包裹,或用胶布固定。每晚 1 次,连敷 7 ~ 10 天。适用于脾肾阳虚之遗尿、小便失禁。

●偏方四

[组成]甘草 50 克,白芍、白术各 20 克,硫磺 50 克,白矾 10 克。

[用法]前 3 味药水煎两次,每次 1 小时,两次药液混合,再浓缩成膏糊,后 2 味药研末后掺入搅匀,再烘干研细备用。用时取 2 ~ 3 克,放入脐中,上盖薄纸片,胶布固定,每 3 ~ 7 天换药 1 次。适用于脾肾阳虚之遗尿、小便失禁。

●偏方五

[组成]覆盆子 30 克,硫磺、菟丝子、仙茅、补骨脂、麻黄、石菖蒲、桑螵蛸、益智仁各 20 克,肉桂 10 克。

[用法]共研细末,酒调后做饼,敷脐部。每日 1 次。治疗遗尿。

●偏方六

[组成]麻黄、益智仁、肉桂按 2∶1∶1 比例配制。

[用法]共研细末,以瓷瓶或玻璃器皿盛贮,密封。每次 3 克,用醋调成饼状,敷脐,外用胶布固定,36 小时后取下,间隔 6 ~ 12 小时再用 1 次,连敷 3 次,然后每隔两周填脐 1 次,连续两次巩固疗效。适用于脾肾阳虚型遗尿。

●偏方七

[组成]五倍子、五味子、菟丝子按 2∶1∶3 配制。

[用法]研末装瓶备用。每晚睡前,加醋调敷脐部,次晨取下。适用于遗尿。一般敷 3 ~ 5 次即可控制症状。

●偏方八

[组成]五味子 12 克,桑螵蛸 10 克,车前草 20 克,元胡 12 克,桂枝 6 克,青木香 20 克。

[用法]共研为细末,葱水或姜汁调拌成糊状,烘热后,外敷关

元、水道穴。治疗遗尿。

20．尿浊

尿浊是指小便混浊不清,但排尿时并无尿涩痛为主要特征的疾患。如初尿不混浊,留置时间稍长则沉淀成积粉样者,也属本证。本病男女均可发生。其发生多与过食肥甘之物、嗜酒过度、劳累、病后体虚、先天不足及感受湿热之邪等有关。本病初期以湿热多,属实;病久则脾肾亏虚,属虚。

● **偏方一**

[组成] 制牡蛎、大蒜头各适量。

[用法] 共捣烂,敷脐部,每日换药 1 次,10 次为 1 疗程。适用于各种尿浊。

● **偏方二**

[组成] 椿根白皮 90 克,干姜、白芍、黄柏各 30 克,麻油适量。

[用法] 麻油烧沸,将上药粉碎,炸至枯黄,捞出药渣,将药油熬成膏,敷脐部,每日换药 1 次,10 次为 1 疗程。适用于赤白尿浊。

21．水肿

水肿是指机体组织间隙有过多的液体潴留,引起眼睑、头面、四肢、腹背甚至全身浮肿的病证。可见于急、慢性肾炎,肾病综合征,充血性心力衰竭,内分泌失调,肝硬化及营养障碍等疾病。长期服用有些药物也可引起水肿,如肾上腺皮质激素、睾丸酮、雌激素、胰岛素、萝芙木制剂、甘草制剂等。中医常将水肿分为阳水和阴水两大类。阳水属热属实证,阴水属寒属虚证。一般而言,青少年初病,或新感外邪发为水肿,多属实证;年老或久病之后,正气虚衰,发为水肿者,多属虚证。水肿患者常伴有咳喘、心悸、癃闭等症,必要时可参考有关病证的治疗。

● **偏方一**

［组成］田螺、大蒜、车前子各等份。

［用法］共捣成膏,摊贴脐上。

● 偏方二

［组成］鲜莎草适量。

［用法］捣烂如膏,贴足心及关元穴。

● 偏方三

［组成］吴茱萸适量。

［用法］研末,醋调,敷足心。每日1换。

● 偏方四

［组成］蓖麻仁70粒,石蒜1个。

［用法］共捣烂,敷于两足心,外盖纱布,胶布固定约8小时,去掉。每日1次,1周为1疗程。适用于急、慢性肾炎水肿而体质较好者。

● 偏方五

［组成］商陆、大戟、甘遂各等份。

［用法］混合研为细末,每次取药末5~10克,撒布于脐,盖以纱布,胶布固定。每日1换。适用于急性期、急性发作期水肿。

● 偏方六

［组成］田螺1个,甘遂5克,雄黄3克,麝香0.3克。

［用法］前3味药混合捣烂,制成如2厘米大小的圆饼,将麝香细末放入脐中,再以药饼盖脐上,覆盖纱布,固定。每日1次。

● 偏方七

［组成］牵牛子15克,煅皂角7.5克,木香、沉香、乳香、没药各9克,琥珀3克。

［用法］上药与砂糖共研为细末,外敷气海穴。

● 偏方八

［组成］白芥子6克。

[用法] 研末,烧酒调之,敷小腹上,见局部皮肤起泡,将药去掉。

● **偏方九**

[组成] 针砂、猪苓、生地龙各9克。

[用法] 为末,葱汁调和,敷脐中约3厘米厚,纱布固定。小便增加为度。

22．腰痛

腰痛是指腰部一侧或两侧的局部疼痛酸楚为主症的一类病证。中医认为,腰痛的病因有久居湿冷之地,或涉水淋雨,或出汗后受凉,或没有及时更换湿冷的衣物,致使寒湿之邪阻滞经络;有因气候、环境而受湿热之邪,湿热之邪阻滞经络;有因跌打外伤,或体位不正、用力不当致闪挫伤,导致气血阻滞不畅;有因先天不足,加之劳累过度,或久病体虚,或年老体衰,或纵欲过度致肾亏。不论外感内伤,以肾虚为病本。常见寒湿腰痛、湿热腰痛、气滞血瘀腰痛、肾虚腰痛等证型,治疗时应辨析明了。

● **偏方一**

[组成] 肉桂30克,吴茱萸90克,生姜120克,葱头30克,花椒60克。

[用法] 共炒热,布袋包裹,熨痛处,冷则再炒热敷。外用阿魏膏贴敷。治疗各型腰痛。

● **偏方二**

[组成] 川乌、草乌各20克,透骨草5克,元胡15克,红花10克,威灵仙10克,肉桂5克,吴茱萸5克,松香200克,樟脑50克。

[用法] 将松香樟脑水浴熔化,余药压极细末,加樟脑、松香水溶液中搅拌均匀,制成稠膏,趁热摊于细帆布或薄人造革内面,制成一定大小形状,备用。用时微烘软,外贴患处,1~2天后觉皮肤发痒时,将药取下,隔1天再贴。

7 贴为 1 疗程。适用于腰部刺痛怕冷者。

● **偏方三**

[组成] 当归 50 克,红花 30 克,乳香 20 克,没药 20 克,川牛膝 15 克,醋 300 毫升。

[用法] 将诸药放醋中浸泡 4 小时,放锅中加热数十沸,将纱布放醋中浸泡,趁热湿敷腰部,冷则再换,适用于外伤劳损所致腰痛。

● **偏方四**

[组成] 吴茱萸、附子、肉桂、干姜、川芎、苍术、独活、威灵仙、地鳖虫、全蝎、羌活各 10 克,细辛 6 克,红花 15 克,冰片 10 克,皂角 9 克,川椒 30 克。

[用法] 共研细末,每穴取药粉 10 克,放胶布中间,贴敷腰眼、肾俞、脾俞穴。每日 1 次。适用于腰部冷痛,怕凉者。

● **偏方五**

[组成] 草乌 1 个,生姜 1 块,盐 10 克。

[用法] 将药研细,加酒炒热,用布包,围敷腰部,冷后再炒再敷。适用于受寒湿所致腰痛。

● **偏方六**

[组成] 干姜 60 克,干辣椒 30 克,乌头 20 克,木瓜 25 克。

[用法] 上药加水 2000 毫升,煮 30~40 分钟,趁热熏腰痛处,待水温后用纱布蘸药汁热敷患部,反复 2~3 次。每日 2 次,7 天为 1 疗程。适用于寒湿腰痛。

● **偏方七**

[组成] 生乌头 150 克,醋适量。

[用法] 乌头用醋磨成糊状,入砂锅中熬至酱色,摊于布上,厚约 0.5 厘米,贴敷痛处。每日换药 1 次。适用于寒湿腰痛。

● **偏方八**

[组成] 生姜捣汁 120 克,水胶 30 克。

［用法］共煎成膏,厚纸摊贴脐部,适用于寒湿腰痛。

23. 头痛

　　头痛是以头的局部或整个头部经常发生疼痛为主要表现的一种病证。作为常见症状,头痛可以见于多种疾病中,如感染性发热,颅内疾病、神经官能症、偏头痛,一些眼(如屈光不正、先天性青光眼等)、耳(如急慢性中耳炎、乳突炎)、鼻(鼻窦炎、鼻炎等)、口腔(如龋齿、牙周炎等)、头颈部疾患(如三叉神经痛、颈肌损伤、颈椎炎症等),高血压,高血压脑病,一氧化碳中毒,高原反应、酒精中毒等。

　　中医将头痛按病因分成外感头痛和内伤头痛两大类。外感头痛一般起病急,痛势较剧烈,疼痛多持续,多因生活不慎,感受风寒湿热等外邪所致,多伴有感冒症状;内伤头痛多反复发作,起病缓慢,痛势绵绵,劳累后加剧,多时发时止,时轻时重。按经脉分布,头痛以前额部为主,为阳明头痛;以侧头面部为主,为少阳头痛;以枕部下连及颈部疼痛为主,为太阳头痛;颠顶疼痛为主,为厥阴头痛。

● 偏方一

［组成］白附子 3 克,葱白 15 克。

［用法］白附子研末,与葱白共捣为泥,取黄豆大一粒,摊在纸上,贴在痛侧太阳穴处,约 1 小时后取下。适用于偏、正头痛。

● 偏方二

［组成］蓖麻同乳香、食盐适量。

［用法］捣烂,贴太阳穴,治疗偏侧头胀痛者。

● 偏方三

［组成］鹅不食草 30 克,白芷 15 克,冰片 1.5 克。

［用法］共研细末备用。发作时,用棉球蘸药粉少许塞鼻孔。适用于偏头痛。

●**偏方四**

[组成] 吴茱萸、醋各适量。

[用法] 吴茱萸研末,醋调敷足心。每日换 1 次,7 日为 1 疗程。适用于颠顶或两侧头胀痛者。

●**偏方五**

[组成] 白砒霜、腾黄、斑蝥、红娘子各等份。

[用法] 上药研末,加水为丸,如梧桐子大。将 1 丸药放在胶布中间放太阳、列缺穴上,固定。每日 1 换,5 日为 1 疗程。适用于颠顶或两侧头胀痛者。

●**偏方六**

[组成] 川芎 12 克,花椒 20 克,薄荷脑 6 克,葱白 20 克,面粉适量。

[用法] 将葱白捣汁,前药研细末,和面粉调成药饼,外敷太阳穴、百会穴。

●**偏方七**

[组成] 酒大黄 100 克,冰片 30 克。

[用法] 共研细末,装瓶备用,头痛发作时,用消毒药棉蘸药粉,塞入鼻孔。亦可将药粉用水调成膏状,贴敷两太阳穴。适用于头部热痛。

●**偏方八**

[组成] 蚕沙 15 克,生石膏 30 克,醋适量。

[用法] 上药共为末,用醋调成糊状,敷于前额,每日 1 次,3~5 天为 1 疗程。适用于风热头痛。

●**偏方九**

[组成] 全蝎 21 个,地龙 6 个,蝼蛄 3 个,五倍子 15 克,生南星 30 克,生半夏 30 克,白附子 30 克,木香 9 克;或地龙 5 条,全蝎 20 个,路路通 10 克,生南星、生半夏、白附子各 50 克,细辛 50 克。

[用法] 将上药共研细末,加 1/2 的面粉,用酒调成饼,摊贴太阳穴。用纱布包裹固定。治疗三叉神经痛。

●偏方十

[组成] 当归 12 克,川芎 6 克,香附 6 克,食盐 20 克。

[用法] 上药共为粗末,炒热,外敷头痛处。适用于头部冷痛怕风者。

●偏方十一

[组成] 生姜 4 片。

[用法] 放火内煨热,分别贴前额及太阳穴,以手帕束之,凉则更换,每次 15～20 分钟。每日 2 次,3～5 天为 1 疗程。适用于感寒所致的头痛。

●偏方十二

[组成] 斑蝥(去头足)3～5 个。

[用法] 研末,布包,贴痛处,起泡后用针刺破,使水流出。用于剧烈头痛。

●偏方十三

[组成] 胡椒、艾叶各等份,蛋清适量。

[用法] 上药共为细末,用蛋清调成糊状,敷百会穴。每日 1 换,5～7 天为 1 疗程。用于感寒头痛。

●偏方十四

[组成] 大葱、细辛各等份。

[用法] 研为末,敷太阳穴。用于感寒头痛。

●偏方十五

[组成] 川芎、白芷各 3 克。

[用法] 研为末,与大葱 5 克捣烂,敷于太阳穴。适用于感寒头痛。

●偏方十六

[组成] 茉莉根、蚤休根各适量。

[用法] 捣烂敷痛处。

●偏方十七

[组成] 生桃叶适量。

［用法］和盐少许共捣,敷太阳穴。

● 偏方十八

［组成］栀子适量。

［用法］研末,蜂蜜少许调和,浓敷舌上,吐即止。

● 偏方十九

［组成］决明子适量。

［用法］炒,研末,用茶调敷两太阳穴,干则易之。

● 偏方二十

［组成］黄铜片(103毫米厚,1厘米大小)3片。

［用法］在疼痛部位皮肤贴敷黄铜片1～3片,以胶布"十"字固定。5～7天为1疗程,疼痛未彻底消失者,间隔5～7天,再贴第2疗程。治疗血管神经性头痛。

● 偏方二十一

［组成］蚕沙、白芷、大黄各9克。

［用法］共研细末,葱汤调敷患处。适用于感冒头痛。

● 偏方二十二

［组成］人中白1匙,煅尿浸石膏粉少许。

［用法］混合研末,摊在长条纱布上,包头一周,勿使药从纱布孔隙与皮肤接触,再用绷带固定,1～2天换药1次。适用于外感头痛、发热者。

24．眩晕

眩晕是头晕目眩的总称。头晕即感觉自身或外界景物旋转,站立不稳;目眩即眼花或眼前发黑,视物模糊。二者常同时出现,故统称"眩晕"。眩晕是机体对空间关系的定向感觉障碍,是一种运动幻觉。可见于多种疾病,按病因分为:耳源性眩晕,又称周围性眩晕,如急慢性中耳炎、内耳眩晕病(美尼尔病)等;眼源性眩晕,如屈光不正、单纯性青光眼等;神经源性眩晕,又称中枢性眩晕,如椎—基底动脉供血不足、脑动脉粥样硬化、高血压脑病、颅内压增高、偏头痛、神经官能症等;全身疾病性眩晕,如动脉硬化病、高血压病、低血压、严重贫血、低血糖、甲状腺功能不足、糖尿病、尿毒症、绝经期综合征等。

中医认为,本病的发生虚证居多,如阴虚则易肝阳上亢,气血虚则脑失所养,肾精亏虚则髓海不足等。其次由于痰浊中阻所致。其中肝阳上亢和气血亏虚型较多见。眩晕患者应注意适当休息,避免精神刺激及不必要的头位、体位变动。中年以上的眩晕患者,平时应注意控制饮食(尤其是肥腻酒食及辛辣之品),维持正常体重,情绪戒急躁恼怒,节房事,适当增加体力活动,锻炼身体。

● **偏方一**

[组成] 吴茱萸 100 克,龙胆草 50 克,硫磺 20 克,朱砂 15 克,明矾 30 克,小蓟根汁适量。

[用法] 先将前 5 味药粉碎为末,加入小蓟根汁,调和成糊,敷于肚脐、两足心,每穴用 10 ~ 15 克,上盖纱布,胶布固定。2 日 1 换,10 天为 1 疗程。

● **偏方二**

[组成] 白芥子 30 克,胆南星 15 克,白矾 15 克,川芎 10 克,郁金 10 克,姜汁适量。

[用法] 将前 5 味药研末,用生姜汁调成膏状,贴脐,外盖纱布,胶布固定。每日换药 1 次,15 日为 1 疗程。适用于痰浊中阻型眩晕。

● **偏方三**

[组成] 桃仁、杏仁各 12 克,栀子 3 克,胡椒 7 粒。

[用法] 上药共捣烂,加 1 个鸡胆清调成糊状。分 3 次用。每晚睡前敷于足心,晨起除去。每晚 1 次,每次敷 1 足。两足交替敷药,6 次为 1 疗程。用于高血压眩晕。

● **偏方四**

[组成] 伤湿止痛膏。

［用法］上车、船前用伤湿止痛膏封贴脐。适用于晕车、晕船者。

● 偏方五

［组成］白芥子30克，白酒适量。

［用法］将白芥子研末，取药末3克，用白酒调成2～3个药饼，分别贴敷百会、翳风穴。如有恶心呕吐，加敷内关、足三里；如痰多加敷丰隆穴。敷药后以纱布覆盖固定。3天换药1次。敷药后局部有麻痛感，应坚持1～2小时即可消失。局部起泡者，可挑破，涂龙胆紫。

● 偏方六

［组成］当归、羌活、藁本、制川乌、川芎、赤芍、红花、地龙、血竭、菖蒲、灯心草、细辛、桂枝、没药、丹参、防风、莱菔子、威灵仙、乳香、冰片各适量。

［用法］装入枕心内，睡时枕之，每日用枕不少于6小时，连用3～6天。

● 偏方七

［组成］夏枯草30克，钩藤20克，桑叶15克，菊花20克。

［用法］水煎洗脚。每日1～2次，每次10～15分钟，10～15日为1疗程。适用于肝阳上亢型眩晕。

25．中风

中风是以突然昏倒，不省人事，伴有口眼㖞斜，语言不利，半身不遂；或未有神志不清而见口眼㖞斜、半身不遂等症为主要表现的一种疾病。由于大多起病很急，恶化很快，于自然界"风"的特征相似，所以人们称之为中风。常见于脑血管意外，大致可分为缺血性中风和出血性中风两大类。缺血性中风缺血的原因可以是脑血管内血栓形成，阻滞了供血，称为脑血栓形成；或流动的血液内有栓子，大多数栓子来自心脏，也有来自动脉粥样硬化的斑块等，它们在流动的过程中把相应管径的血管塞住，造成局部缺血，成为脑栓塞。出血性中风有脑出血，蛛网膜下腔出血。中风的原因很多,高血压、脑动脉硬化症是最常见最主要的中风病因,中老年人较多;脑动脉瘤、脑血管畸形常见于较年轻的病人;各种心脏病、糖尿病、尿毒症等也可以导致中风发生。中风是亚洲第二号杀手,每年有超过 200 万人死于中风。我国每年新发 120 万～150 万人,死亡者 80 万～100 万人,存活者中约 75% 致残,5 年内复发率高达 41%。中风患者除了本人痛苦外,也给其家人和社会带来很大的负担,因此应积极预防中风的发生。可以促进突发中风的因素有几十种,约 60% 中风病人发病有诱因,大致可以归纳为气候变化(冬秋季比夏季好发)、情绪激动、过度疲劳及用力过猛、饮食不节(饱餐及进食油腻)。日常生活中应养成良好的生活习惯,预防中风的发生,有中风家族史的人更应注意。

中医将中风分成中脏腑、中经络两大类,中脏腑有突然昏倒不省人事,中经络则没有神昏的表现,直接出现口眼㖞斜、半身不遂的症状。中经络可包括面神经麻痹、面神经炎等。

● 偏方一

[组成] 穿山甲、川乌头、海红蛤各 60 克,葱汁适量。

[用法] 诸药为末,用葱汁调做药饼数枚,敷贴足心、肩髃、阳陵泉、曲池等穴,盖纱布固定,3 日 1 次。适用于中风瘫痪、半身不遂。

● 偏方二

[组成] 麝香 1 克,冰片 5 克,川牛膝 15 克,木瓜 20 克,樟脑 50 克,雄黄 40 克,桃仁 15 克,半夏 6 克。

[用法] 共研细末,分成 30 份,另备大活络丸 30 粒,生姜末 90 克,每次用热米饭捶饼两个。每饼上放药末 1 份,大活络丸 1 粒,生姜末 3 克,敷患侧上下肢各 1 穴处(上肢取肩髃、尺泽,下肢取环跳、委中,交替适用),晚敷晨去,半月为 1 疗程。适用于中风半身不遂。

● 偏方三

[组成] 天南星 12 克,雄黄 6 克,黄芪 12 克,胡椒 3 克。

［用法］将上药共研细末,用水调,湿敷脐部。用于中风之半身不遂。

● **偏方四**

［组成］穿山甲3克,川乌、草乌各12克,葱汁20克。

［用法］山甲研末,与川乌、草乌、葱汁调拌捣烂,做药饼,贴双足心,然后用白酒浸湿。

● **偏方五**

［组成］马钱子适量。

［用法］将上药放入清水中浸泡24小时后捞出,沿纵轴切成厚约1毫米的薄片,备用。用时取1片医用橡皮膏或风湿止痛膏,大小根据病人年龄和面部大小定,一般药能盖住面颊部。将马钱子片间隔0.5厘米,成片排列粘附于橡皮膏上,然后贴敷在患侧面颊部。7日更换1次。用药后,病人局部皮肤可出现瘙痒和蚁行感,无需特殊处理。用于特发性面神经麻痹。

● **偏方六**

［组成］天南星末适量。

［用法］生姜汁调膏,摊纸上,贴患侧面颊。治疗口眼㖞斜。

● **偏方七**

［组成］蓖麻子仁77粒,巴豆19粒,麝香1.5克。

［用法］研做饼。口角歪向右侧,药饼贴左手心;歪向左侧贴在右手心。用于口眼㖞斜。

● **偏方八**

［组成］白芥子适量。

［用法］研末,醋煎,敷面颊处。用于中风语言不利。

● **偏方九**

［组成］白附子、蝎尾、羌活、川芎、乌头、藿香各15克,荆芥、防风、天麻、僵蚕、炙甘草各20克,胡椒3克。

［用法］将上药共研细末,蜂蜜入锅加热,炼去浮沫,离火,掺和

药末,制成蚕豆大的丸药。取药 1 丸,用酒搅和成膏,贴穴位(颊车、承浆、地仓、牵正),每穴 1 丸,盖纱布,胶布固定。每日 1 换。用于中风、口眼㖞斜。

● 偏方十

[组成] 麻黄 60 克,杏仁 30 克,甘草 15 克,肉桂 15 克。

[用法] 将上药研细末,用酒调成药饼,贴敷膻中、心俞。

● 偏方十一

[组成] 蜈蚣 1 条。

[用法] 焙干研末,猪胆汁调敷患处。用于中风口眼㖞斜。

● 偏方十二

[组成] 白附子、白僵蚕、蝎子各 20 克,冰片 10 克。

[用法] 先将前 3 味药共研为细末,后加冰片再慢研均匀,装瓶备用。用时,取药末的 1/4 加少许松节油调成块状,用干净的白纱布包成大约 0.6 厘米厚的片状包,置于患侧的耳垂后下,用暖水袋放在药包上热敷。每次 1 小时,每天更换药物 1 次,热敷数次。适用于血管神经机能紊乱所致的面瘫。

● 偏方十三

[组成] 鲜鳝鱼血,乳香末适量。

[用法] 上药拌匀,涂敷于患侧地仓、颊车、下关、大营、巨髎等穴,也可涂患侧全面部。每日 1 次,连用 5 ~ 15 次。用于各型面神经炎。

● 偏方十四

[组成] 天麻、南星、地风、白僵蚕、白芨各 8 克,巴豆 5 粒(去壳),鲜生姜 500 克。

[用法] 将上药烘干,研成细末,生姜取汁调和成膏,纱布一层包裹,敷患侧 7 ~ 8 小时即可取下。用于面神经炎。

● 偏方十五

[组成] 全蝎、僵蚕、川乌、草乌、半夏、白芨、威灵仙、陈皮各等份。

［用法］将上药共研为细末,每次用 15 克,用生姜汁调成糊状,敷患侧面部,外贴纱布固定,每日换药 1 次。用于面神经炎。

●**偏方十六**

［组成］鲜蓖麻子仁 30 克,冰片 1 克。

［用法］将上药捣成膏,贴患处,每日 1 次。用于面神经炎。

●**偏方十七**

［组成］斑蝥粉 0.2 克。

［用法］用清水调成膏,贴在患侧太阳穴,局部发泡后刺破,擦干渗出液,间隔 2～3 天再贴,直至痊愈。适用于周围性面神经麻痹。

26. 自汗、盗汗

自汗是以时时汗出,动则汗出更甚为特征的一种病证。盗汗是以睡中汗出,醒来汗止为特征的一种病证。自汗、盗汗作为症状可伴见于其他疾病的过程中,如植物神经功能紊乱、甲亢、结核病、风湿热等,在治疗原发病的基础上,可参照本书提供的偏方治疗。

中医认为自汗、盗汗均为机体阴阳失调所致,自汗主要见于气虚、阳虚之人,盗汗主要见于阴虚者。自汗、盗汗不仅是病证,日久还可损耗气阴,耗乏正气。

●**偏方一**

［组成］五倍子 5 克。

［用法］研末,加水调成糊状,敷脐,外用胶布固定。治疗自汗、盗汗。

●**偏方二**

［组成］郁金 20 克。

［用法］研为细末,睡时用蜂蜜调涂于两乳头上。适用于各型自汗、盗汗。

●偏方三

[组成] 黄芪 15 克,麻黄根 20 克,白术 10 克,防风 10 克,白芷 10 克,艾叶 20 克。

[用法] 加水 600 毫升,煎至 300 毫升,去渣,将两块干净的口罩浸泡其中,温度适中后,将口罩覆盖在肚脐、关元穴 15 分钟左右,然后重新将口罩浸泡药汁,再敷于肺俞、大椎穴 15 分钟,每日 1 次。适用于气虚自汗。

●偏方四

[组成] 乌梅 10 枚,生地 10 克,浮小麦 15 克,黄芪 12 克,大枣 5 枚,白芷 9 克,透骨草 12 克。

[用法] 加水 600 毫升,煎至 300 毫升,去渣,将两块干净的口罩浸泡其中,温度适中后,将口罩覆盖在肚脐、关元穴 15 分钟左右,然后重新将口罩浸泡药汁,再敷于肺俞、大椎穴 15 分钟,每日 1 次。适用于阴虚自汗。

●偏方五

[组成] 五倍子、郁金各等份,蜂蜜适量。

[用法] 将前 2 药混合研成细末,加蜂蜜调膏,取适量贴于足心、灵墟、肚脐,盖以纱布,胶布固定,每日换药 1 次,7～10 天为 1 疗程。适用于气虚自汗。

●偏方六

[组成] 旧蒲扇灰、滑石粉适量。

[用法] 混匀,扑胸腹部,若汗出不止者,可将牡蛎粉 30 克扑在全身,每日 1 次。适用于各型自汗。

●偏方七

[组成] 五倍子、煅龙骨各等份。

[用法] 共研成细末,每次 10 克,用温开水或醋调成糊状,敷于脐部,外用胶布固定,每晚睡前敷,次晨取下,第二天再敷,连续两晚。适用于小儿体虚出汗。

●偏方八

［组成］何首乌 20 克。

［用法］研细末,用本人唾液调成糊状,敷脐窝,盖以纱布,胶布固定。每日换药 1 次。用于自汗。

● **偏方九**

［组成］五倍子、枯矾各等份,人乳适量。

［用法］将 2 药研成末,加入人乳调成膏。每穴取药膏 15 克,选取肚脐、气海、肾俞贴敷。1 日 1 换,一般 10～15 天见效。适用于盗汗。

● **偏方十**

［组成］郁金粉 0.24 克,牡蛎粉 0.06 克。

［用法］上药和匀,以米汤适量调和,分为两份,放在患儿左右乳之间,用胶布或清凉膏贴好。24 小时更换 1 次,连续 3～4 天即可。如皮肤接触胶布处出现红、痒或起泡现象,可隔日使用。用于小儿盗汗。

● **偏方十一**

［组成］五倍子、赤石脂、没食子、煅龙骨、煅牡蛎各 100 克,朱砂 5 克。

［用法］前 5 味药与朱砂分别研成细末,然后和匀备用。6 个月～1 岁每次用 10 克,1～5 岁每次用 15 克,5 岁以上每次用 20 克。凉水、食醋各半调为糊状,每晚睡前敷脐,以纱布绷带固定,次晨取下,3～5 夜为 1 疗程。

● **偏方十二**

［组成］五味子、五倍子各 100 克。

［用法］共研细末,加入 75% 的酒精适量,调成糊状,用时将厚糊放在塑料薄膜或不透水蜡纸上,贴在肚脐正中,以纱布固定,24 小时换药 1 次。用于盗汗。

27. 癌性疼痛

癌性疼痛是指由于各种癌症所引起的疼痛证。往往程度剧烈,外敷法不失为一种有效的止痛手段。

●偏方一

　　[组成] 蟾蜍、生川乌、七叶一枝花、红花、莪术、冰片等适量。

　　[用法] 做成膏,敷于疼痛部位,24 小时换药 1 次,7 次为 1 疗程。

●偏方二

　　[组成] 癞蛤蟆 6 克,雄黄 3 克,姜黄 0.6 克。

　　[用法] 上药共捣烂,外敷痛处。

●偏方三

　　[组成] 穿山甲末 100 克,乳香、没药各 20 克,鸡矢藤挥发油0.5 毫升,冰片少许。

　　[用法] 将乳香、没药浸入酒精 500 毫升中 20 天备用。穿山甲研末,喷入乳香没药液 70 毫升,烘干,再加入鸡矢藤挥发油、冰片,食醋调敷脐部,5 ~ 7 天换药 1 次。适用于肝癌疼痛。

●偏方四

　　[组成] 三棱、地鳖虫、天南星、王不留行、川乌、草乌各 12 克,樟脑 3 克,红花 10 克,桃仁 8 克,芒硝 3 克。

　　[用法] 共研细末,醋调,外敷痛处。

●偏方五

　　[组成] 制乳香、没药各 30 克,龙胆草 15 克,煅寒水石 60 克,铅丹 15 克,密陀僧 30 克,干蟾皮 30 克,丁香 15 克,雄黄 15 克,细辛 15 克,大黄 30 克,姜黄 50 克,生南星 20 克。

　　[用法] 共为细末,和匀,取适量药粉调入凡士林内,摊于纱布上,贴敷肿块部位,隔日 1 次。适用于肝癌、肝肿大、肝区疼痛。

28. 发热

　　发热是由于各种原因引起的机体散热减少或产热增多或体温调节中枢功能障碍所致。当腋下温度在 37℃ 以上,口腔温度

64

在 37.3℃以上,一昼夜温度波动在 1℃以上时,可认作发热。一般认为体温在 37.5~38℃为低热,38.1~39℃为中度发热,39.1~40.4℃为高热,40.5℃以上为超高热。可分为感染性发热和非感染性发热两大类。感染性发热由各种细菌、病毒、支原体、真菌、寄生虫等引起,如上呼吸道感染、肠炎、结核病等;非感染性发热常见有风湿热、类风湿病、系统性红斑狼疮、白血病、各种恶性肿瘤等等。用酒精或温水擦浴,冰袋放置于前额、颈部、腋部、腹股沟等处,有一定的降温作用。

● 偏方一

[组成] 大青叶 60 克,生大黄 18 克,牛蒡子、大蓟各 15 克,瓜子金 12 克。

[用法] 共研细末,以低度酒调敷双足心,包扎固定,每日 1 次。

● 偏方二

[组成] 甘蓝、凝水石各等份。

[用法] 为末,水调,敷头上。

● 偏方三

[组成] 小公鸡 1 只。

[用法] 将患儿置于仰卧位,洗净肚脐,并做常规消毒。捉住鸡的头足,将公鸡肛门紧贴患儿肚脐眼,公鸡肛门不要洗涤或消毒,至热退方可拿开(一般需 20~40 分钟)热未退者,如前法换用 1 只。

● 偏方四

[组成] 附子末适量。

[用法] 唾液调和,涂足心。适用于体虚低热者。

● 偏方五

[组成] 白芥子 9 克,鸡蛋清 2 个。

[用法] 将白芥子捣烂,研为细末,用蛋清调匀,分成两份,敷在两足心,1 小时后取下。适用于外感风热致轻度发热。

● 偏方六

［组成］朱砂 15 克,芒硝 30 克,姜汁、鸡蛋清各适量。

［用法］先将 2 味药研细末,加入姜汁、蛋清调成糊状,分别涂于上脘、中脘、膻中等穴,干后另换。适用于高热神昏者。

● **偏方七**

［组成］绿矾 5 份,朱砂 1 份。

［用法］共研细末拌匀,密贮瓶中。用时以消毒药棉包取黄豆大 1 份,上端开口,塞在一侧鼻孔内,每小时换药 1 次,换药时塞另一鼻孔,共 3 次。塞后不久可有喷嚏、鼻涕,最后有血水流出。适用于高热头痛、神昏、手足拘挛、呕吐者。

● **偏方八**

［组成］地龙 5 条,皂矾 1.8 克。

［用法］将地龙趁活加入皂矾,在瓷钵中研碎后,外敷百会穴,上盖纱布,胶布固定。每日 3 ~ 5 次,病愈止。适用于身热不退,神昏者。

● **偏方九**

［组成］银花、菊花各 30 克。

［用法］水煎,滤液冷却,先浸泡毛巾,再用毛巾包好冰块,放置患者头部、颈部、腋部、腹股沟等大血管分布区,每日冷敷 20 ~ 30 分钟,5 分钟左右更换 1 次,直至体温将至 39℃,再去冰块,单用冷药液湿敷。适用于中暑高热者。

● **偏方十**

［组成］地龙、吴茱萸各适量。

［用法］研细末,与适量面粉混合,醋调成饼,贴两足心,外用纱布包裹,每日 1 次。适用于中暑发热。

● **偏方十一**

［组成］苦参适量。

［用法］煎汤洗浴。

● **偏方十二**

［组成］苦参、白芷苗各等份。

［用法］水煎,加盐少许,洗浴。

● **偏方十三**

［组成］冬瓜萹蓄各 120 克。

［用法］煎汤洗浴。

● **偏方十四**

［组成］风油精适量。

［用法］加冷开水,擦浴。治疗各种原因引起的小儿高热。

29．中暑

中暑是夏季或高温环境下发生的一种急性病,是人体在高温影响下而发生的体温调节障碍,水电解质及酸碱平衡紊乱,心血管与中枢神经系统功能失调的一组疾病。患者有在高温环境中工作生活的过程,如有大量出汗、口渴、头晕、胸闷、心悸、乏力、注意力不集中,体温正常或略高,为中暑先兆。离开高温环境后,短时间即恢复。而轻证中暑者,除有先兆症状外,还有体温升高,面色潮红,胸闷,皮肤灼热等;重症中暑除以上表现外,可出现昏迷、痉挛或高热。

● **偏方一**

［组成］冰 1 块。

［用法］置于腹上,使体温降至基本正常为止。用于中暑发热,有畏风寒者忌用。

● **偏方二**

［组成］活蛤蟆 1 只。

［用法］剖开腹皮,然后将其直接敷在患者脐眼上,外以纱布绷带固定。2 小时换药 1 次,用至症状减轻或消失。

● **偏方三**

［组成］银花、菊花各 30 克。

［用法］水煎,滤液冷却,先浸泡毛巾,再用毛巾包好冰块,放置患

者头部、颈部、腋部、腹股沟等大血管分布区,每日冷敷20～30分钟,5分钟左右更换1次,直至体温降至39℃,再去冰块,单用冷药液湿敷。适用于中暑高热者。

- **偏方四**

  [组成] 地龙、吴茱萸各适量。

  [用法] 研细末,与适量面粉混合,醋调成饼,贴两足心,外用纱布包裹,每日1次。适用于中暑发热。

- **偏方五**

  [组成] 清凉油1盒。

  [用法] 将清凉油半盒填入患者脐孔中,用手轻轻按之。另用清凉油涂双侧太阳穴,并轻轻按压穴位。一般敷涂半小时症状渐消。

- **偏方六**

  [组成] 藿香、佩兰各30克。

  [用法] 水煎取液,用拇、食指蘸药液,在患者背心、胸肋骨上掐压和推擦,然后提捏肘膝弯处的筋腱。适用于中暑各症。

- **偏方七**

  [组成] 生石膏60克,知母30克,山药10克,生甘草10克。

  [用法] 水煎取汁,浸湿纱布或毛巾,温熨胸部募穴、背部俞穴及气海穴;药渣袋装,热熨脐腹部,以症状减轻为度。

- **偏方八**

  [用法] 先将患者移至阴凉通风处,解开上衣和裤带,暴露腹部,用草绳一根盘脐上,中间留一低凹,以热水(不至烫伤皮肤)注淋脐中,切不可以冷水浇淋。适用于中暑昏蒙,神志不清者。

30. 痹证

痹证是以肌肉、筋骨、肢体关节疼痛、酸楚、麻木、重着、屈伸不利,或关节灼热等为主要表现的病证。可见于风湿热、风湿性关节炎、类风湿性关节炎、坐骨神经痛、骨质增生性疾病以及血栓闭塞性脉管炎等。中药外敷对缓解症状有较好的效果。中医认为痹证发生的主要原因是正气不足,在此基础上感受风、寒、湿、热等邪气所致。将痹证按病因分为风痹、寒痹、湿痹、热痹。治疗时应先分清风寒湿痹和热痹的不同。热痹以关节红肿灼热疼痛为特点,风寒湿痹则虽有关节酸痛重着,但无局部红肿疼热。如关节酸痛游走不定者,称行痹,又称风痹;痛有定处,疼痛剧烈者,称痛痹,又称寒痹;肢体酸痛重着,肌肤不仁者,为着痹,又称湿痹。痹证初起多为实证,日久则多有气血不足、肝肾亏虚的情况。

●偏方一

[组成] 蓖麻油 30 毫升,生乌头 30 克,乳香 5 克。

[用法] 共为细末,加猪油调和成膏,烘热涂患处,并按摩患处。适用于寒湿痹,患处有冷痛、沉重感者。

●偏方二

[组成] 干姜 60 克,干辣椒 30 克,乌头 20 克,木瓜 25 克。

[用法] 加水 3000 毫升,煮 30~40 分钟,趁热熏蒸患处,然后将药汁倒出,用毛巾蘸药汁热敷患处,每日早晚各 1 次,5~10 天为 1 疗程。适用于湿痹,患处以沉重感为主者。

●偏方三

[组成] 川乌、草乌、茅术、当归各 10 克,鸡血藤 6 克,独活 6 克,牛膝 10 克,木瓜 12 克,川芎 12 克,郁金 6 克,生香附 10 克,细辛 3 克。

[用法] 加水 3000 毫升,煮 30~40 分钟,趁热熏蒸患处,然后将药汁倒出,用毛巾蘸药汁热敷患处,每日早晚各 1 次,5~10 天为 1 疗程。适用于寒痹,患处冷痛明显者。

●偏方四

[组成] 生半夏 30 克,生栀子 60 克,生大黄、黄柏各 15 克,桃

仁、红花各 10 克。

[用法] 共研细末,醋调敷患处。适用于热痹,患处灼热疼痛者。

● **偏方五**

[组成] 生川乌、生草乌、生半夏、生南星各 5 克,肉桂、樟脑各 10 克。

[用法] 共研细末,用 40% 的酒精调敷患处。适用于寒偏重的风湿性关节炎。

● **偏方六**

[组成] 食盐 500 克,小茴香 120 克,菖蒲 120 克。

[用法] 同炒热,布包,外敷患处。

● **偏方七**

[组成] 川乌、草乌、松节、生南星、生半夏各 30 克。

[用法] 研末,酒浸,蘸酒擦患处。

● **偏方八**

[组成] 吴茱萸适量。

[用法] 研细末,根据疼痛部位大小,取药末适量,用黄酒拌匀炒热,敷于患处。

● **偏方九**

[组成] 芥末 30 克,醋 300 克。

[用法] 将芥末用少量温水湿润,再加醋调成糊状,摊在布上,再盖一层纱布,贴在痛处,3 小时后取下,每隔 3 ~ 5 天贴敷 1 次。

● **偏方十**

[组成] 斑蝥 50 克,血竭、重楼、肉桂各 10 克,梅片、炮山甲、细辛、雄黄、生川乌、升麻各 5 克。

[用法] 共研细末,取药末用蜂乳调成糊状,外贴穴位。先按压肌表,找出痛点,在痛点处涂敷药膏,直径约 1 厘米,膏上再撒适量干药粉,防止膏剂粘在胶布上不易发挥药

效,用备好的小方形胶布固定。一般 24 小时可形成发泡。若发泡后周围瘙痒或微胀痛,用消毒针刺破水泡,流尽内液,外涂龙胆紫,1 周内不能沾水,保持局部清洁。适用于风湿、类风湿性关节炎。

● **偏方十一**

[组成] 甘遂 60 克,蓖麻子仁 120 克,樟脑 30 克。

[用法] 捣做饼,贴麻木疼痛处。

● **偏方十二**

[组成] 生川乌头 3 个。

[用法] 为末,醋调,涂布上,贴患处。

● **偏方十三**

[组成] 无名果 15 克,地骨皮 10 克,制乳香、没药各 7 克,麝香 1 克,黄酒、车前草汁各半。

[用法] 前 5 药分别研细末,以黄酒、车前草汁调成糊状,视患处大小摊膏于布上,贴患处,绷带包扎。

● **偏方十四**

[组成] 斑蝥、大蒜汁适量。

[用法] 斑蝥研末,取 0.01～0.02 克,用大蒜汁调和成饼,放于穴位:肩髃、天宗、肩井、巨骨、肩贞、肩前、曲池、条口。1 次贴 2～3 穴。先贴肩部,后贴远端穴位,盖贴 8～10 厘米的胶布。以发泡为度,1 周发泡 1 次。治疗肩周炎。

● **偏方十五**

[组成] 黄蜂窠 1 个,独头蒜 1 碗,百草霜 4.5 克。

[用法] 共捣,敷患处。

● **偏方十六**

[组成] 李树皮 50 克,生姜 10 克,大蒜 100 克,蜂蜜 6 克。

[用法] 大蒜捣烂,李树皮用水 100 毫升煎取 20 毫升,生姜捣烂加蜂蜜调匀。同时,将配好的糊剂摊在塑料布上厚约

0.2 厘米,外敷关节周围,用绷带包扎固定,待局部组织发热、刺痛 30～50 分钟后,除去外敷药,将患部暴露。用于风湿性关节炎、类风湿性关节炎。

●偏方十七

[组成] 生川乌、生草乌、北细辛、白芷各等份。

[用法] 共研细末。用时将药末用蛋清或白酒调成糊,敷于关节上,用纱布固定。每日 1 次。用于风湿性关节炎。

●偏方十八

[组成] 葱头 120 克,老姜 30 克。

[用法] 共捣烂外敷,红肿者加酒炒。用于关节炎、扭伤。

●偏方十九

[组成] 老泡桐树根皮 500 克,麸皮 500 克。

[用法] 将泡桐树根皮煎水,去渣,趁热与麸皮拌匀,热敷患处,凉了再换。用于神经性肩痛,昼轻夜重。

●偏方二十

[组成] 当归、红花、乳香、没药各 10 克,三仙丹 3 克。

[用法] 上药共研细末,加水调成糊状,慢火加热至 80℃,再加入粘合剂(糯米粉)少许,调匀。待冷却至 40～50℃时,将药膏敷于增生局部,然后用塑料薄膜覆盖,周围用胶布封牢,外用纱布薄棉垫扎紧。24 小时后取下。7 天后再用 1 次。治疗骨质增生。

●偏方二十一

[组成] 生川乌、生草乌、胡椒各 30 克,生半夏、生南星、荜拨各 25 克,蟾酥、细辛各 10 克,75% 酒精 500 毫升。

[用法] 将前 8 药粉碎,浸入酒精中密封浸泡,1 周后可使用。用时,患者取适当体位,用清洁纱布 3～4 层,浸透药液,以无药液滴落为度。将纱布平铺于痛处,再用红外线灯或 100～200 瓦白炽灯照射至纱布干为度。连用 7 天为 1 疗程。治疗肩周炎、坐骨神经痛、腰肌纤维组织炎、腰肌劳

损、肥大性脊椎炎、慢性关节炎、腓肠肌炎等。

● 偏方二十二

［组成］栀子、生乳香、生没药、血竭各等份。

［用法］为细末，食醋调成稠糊状，敷患处，厚度约 0.7 厘米，范围超出病变 2 厘米以上。然后用绷带固定，热水袋或热水瓶热敷局部，每日 1~2 小时，时间长些更好，注意及时滴入食醋，保持中药湿度，3 天换药 1 次。用于桡侧腕伸肌腱周围炎。

● 偏方二十三

［组成］川椒、木香、大茴香、升麻、川楝子、肉桂各 30 克，附子、丁香各 1 克，艾绒 30 克。

［用法］上药和匀，缝成腰围，围贴腰部。治疗风湿性腰痛。

● 偏方二十四

［组成］酒 500 克。

［用法］放锅中温热，倒桶中，浸泡脚至膝，不断加热，保持温热。用于下肢冷，行走不利者。

31．肥胖

肥胖是指体内脂肪组织过量致使身体净重增加。在小儿体重超过同年龄同身高正常值的 20% 者为肥胖。成人标准体重：身高 165 厘米以上者，体重（kg）＝身长（cm）－100；身高 165 厘米以下者，男性体重（kg）＝身长（cm）－105，女性体重（kg）＝身长（cm）－100。按此计算，成人体重超重 20% 以上者为肥胖。

肥胖分生理性肥胖和病理性肥胖两类。生理性肥胖又称单纯性肥胖，最多见，多有家族史及过多饮食史，并有遗传和环境因素。病理性肥胖见于各种疾病中：下丘脑病变（如下丘脑肿瘤、外伤或手术后、炎症等），内分泌疾病（如柯兴综合征、甲状腺机能减退症、胰岛素过多、胰岛素非依赖型糖尿病等）及长期服用某些药物（如胰岛素、强的松、地塞米松等激素，三环抗抑郁药等）。

肥胖治疗应首先明确病因,积极治疗原发疾病。单纯性肥胖应控制饮食及热量摄入,并坚持锻炼。

中医根据患者表现将肥胖常分为胃热型、脾虚痰湿型、气滞血瘀型。

● 偏方一

[组成] 冬瓜皮 500 克,茯苓 300 克,木瓜 100 克。

[用法] 煎水趁热洗浴全身。每日 1 次,每 20~30 日为 1 疗程。适用于单纯性肥胖。

● 偏方二

[组成] 丹参、五味子、决明子、山楂、麦芽、陈皮、连翘、茯苓、半夏等量。

[用法] 提取制成霜剂。每次用 1 克,均匀涂腹部多脂肪部位皮肤,顺时针方向按摩 5~10 分钟,每日早晚各 1 次,1 月为 1 疗程。适用于单纯性肥胖。

32. 鹤膝风

鹤膝风是以单侧或双侧膝关节肿大疼痛,股胫肌肉消瘦,形如鹤膝为特征的病证。包括现代医学风湿、类风湿性膝关节炎等。中医认为病由三阳亏虚,风邪外袭,阴寒凝滞而成。

● 偏方一

[组成] 大戟、甘遂各 100 克,大黄 15 克。

[用法] 共为细末,蜂蜜调敷双膝,并盖上鲜菜叶以保持敷药的湿润,每日 2 次。适用于鹤膝风湿热型。

● 偏方二

[组成] 砒霜、轻粉各 0.6 克,冰片 1.2 克,独头蒜 1 个,千夫土(即行人经常踩踏过的土)一小撮。

[用法] 共捣碎,做成两个铜钱大小的药饼,敷在肿起的内外膝眼上,敷后 24 小时即见起泡,肿随之消去,不要动水泡,1 周后肿消水泡也消。

●**偏方三**

　[组成] 酒糟 120 克,皂角 1 个(去子),芒硝、五味子、砂糖各 30
　　　　克,姜汁 50 克。

　[用法] 上药研成糊状,加少量烧酒,外敷患处。

●**偏方四**

　[组成] 白芥子 60 克,大葱 30 克,生姜 30 克。

　[用法] 共捣烂,外敷膝部,包扎,2～3 天后,患处起泡破皮即
　　　　去药。

(二)药物外敷治疗外科疾病偏方

1.疖

　　疖,俗称疖子、火疖,是由于化脓性细菌侵入单个毛囊及其所
属皮脂腺的急性化脓性感染疾病。疖初起为红色小硬块突起,上
有黄白色脓头,以后红肿疼痛加剧,中央变软,脓头破溃,流出脓
液,随即肿痛多减轻,疮口逐渐愈合。严重者伴有发热、恶寒等全
身症状。

　　疖多发于富有毛囊和皮脂腺的面部、背部和颈部,常见于夏、
秋季。如反复发作且多发者,称为疖病。疖病发于颈后发际部的
称为发际疮;发于臀部的称为坐板疮。因头面部有丰富的血管
网,故发于面部和鼻唇部位的疖,发病急,病情较重,容易引起颅
内感染或脓毒败血症等重症,又称面疔,要特别注意,不得用手挤
压排脓。

●**偏方一**

　[组成] 鲜马齿苋、野菊花、蒲公英各 60 克。

　[用法] 煎汤趁热熏洗患处,然后外敷药渣。适用于疖肿初期
　　　　肿硬疼痛明显时。

●**偏方二**

[组成] 生大黄、黄柏、姜黄、白芷各 25 克,天南星、陈皮、苍术、厚朴、甘草各 10 克,天花粉 50 克。

[用法] 上药共为细末,用蜂蜜或茶水,或加 50% ~70% 的凡士林,调膏,外敷于患处。适用于急性化脓性感染疾病局部红热肿痛者。

● 偏方三

[组成] 大青叶 60 克,乳香、没药、黄柏、生大黄、明矾、漳丹、川黄连、铜绿、胆矾、芙蓉叶、五倍子各 30 克。

[用法] 共研细末,加 50% ~70% 的凡士林,调膏,外敷于患处。适用于急性化脓性感染疾病局部红热肿痛者。

● 偏方四

[组成] 生大黄 100 克。

[用法] 加水 300 毫升,煮沸 20 分钟后过滤,加水再煮沸 15 分钟,将两次滤过的大黄煎出液煎熬浓缩至 100 毫升。每 100 克凡士林加入 30 毫升大黄煎出液即成 30% 的大黄软膏。用时随疮口大小摊于纱布上外贴患处。适用于急性化脓性感染疾病局部溃破后,脓液较多者。

● 偏方五

[组成] 制乳香、制没药、煅象皮各 6 克,煅石膏 12 克,血竭 9 克,冰片 3 克,珍珠 0.9 克。

[用法] 共研成极细末,每次少量撒于疮面。适用于疖痈溃破后脓水较少,溃口愈合缓慢者。

● 偏方六

[组成] 露蜂房 2 枚,巴豆 21 粒。

[用法] 蜂房烧灰,巴豆用植物油煎两三沸,去豆。用油调蜂房灰,敷患处。

● 偏方七

[组成] 益母草适量。

[用法] 捣烂外敷患处。或金樱子根适量,研成糊状,涂敷患处。

●偏方八

[组成] 桑螵蛸适量。

[用法] 烧灰,研末,油调敷患处。

●偏方九

[组成] 大蒜适量。

[用法] 捣烂涂于纱布上,外敷患处。适用于疮疖初起。

●偏方十

[组成] 鲜蜗牛30克,马齿苋、陈石灰各30克。

[用法] 上药共捣烂,敷患处。

●偏方十一

[组成] 苍耳子虫100条,冰片1克。

[用法] 将8~10月采得活虫放入麻油中浸泡致死,每50毫升麻油加冰片1克,浸苍耳子虫100条,7天后即可使用。用时将虫1条放在疖肿红肿隆起处,也可将虫研成糊状,放在疖肿的表面,若有空隙,用棉球浸苍耳子虫浸油填满,使虫与疖肿紧密接触。1日换药1次,7天1疗程。治疗耳疖、鼻疖。

●偏方十二

[组成] 黄连10克,黄柏10克,生地20克,姜黄3克,麻油20克,黄蜡30克。

[用法] 将药物研末,熬炼成膏,摊涂于纱布上,外敷贴患处。

●偏方十三

[组成] 当归15克,赤芍15克,栀子15克,白芷15克,红花15克,大黄15克,山奈9克,皂刺9克。

[用法] 上药共研细末,用蜂蜜或鸡蛋清调糊状,加樟脑粉2克,外敷患处,每日或隔日1次。

●偏方十四

[组成] 米醋250毫升,乳香、没药末各6克,淀粉60克。

[用法] 将米醋放于砂锅内煮沸,再将2味中药放入搅匀,随搅

随下淀粉,待成糊状后倒在厚牛皮纸上涂抹,糊厚约为1.5厘米,面积大于患处,待药糊稍凉时,趁温热敷于患处,外用纱布固定。适用于疖、痈、蜂窝织炎、丹毒、脓肿、腮腺炎、乳腺炎等。

● **偏方十五**

[组成] 穿山甲、红花、当归尾、独活、黄柏、生南星、生半夏、天仙子、赤小豆、大黄各等量。

[用法] 将上药研成细末,患处溃破者用醋调敷患处,患处已破者用泡开的茶叶水调药敷患处,中间留一小孔,以助发散拔脓,每天换药1次,治愈为止。如敷药干而发硬,用醋或茶水打湿。适用于疮疖、痈、疽、疔、肿毒。

● **偏方十六**

[组成] 地黄1.5千克。

[用法] 水煮去渣,煎稠如膏,涂纸上贴患处,1日3次。

● **偏方十七**

[组成] 蛤蟆。

[用法] 剥皮,贴患处。

● **偏方十八**

[组成] 五倍子适量。

[用法] 炒焦,油调如膏,摊纸上,贴患处。适用于软硬疖。

● **偏方十九**

[组成] 蓖麻叶数张。

[用法] 鲜叶直接贴患处,干叶热水浸软贴患处。

2.痈

痈,中医又称"有头疽""发",是化脓性细菌侵入多个相邻毛囊和皮脂腺、汗腺的急性化脓性感染。多见于中老年人,糖尿病者更易发生。好发于颈后、背部。初起局部为微红灼热疼痛的肿块,上有多个小米粒样脓头;以后肿块逐渐扩大,疼痛剧烈,脓头增多,形如蜂窝状;最后脓头之间皮肤坏死,形成较大的溃疡。患者常伴有发热、恶寒、头痛、食欲减退等全身症状,严重者面部痈可发生脓毒败血症。身体虚弱或患糖尿病时,病情严重,发展较快。

● 偏方一

[组成] 大青叶 60 克,乳香、没药、黄柏、生大黄、明矾、漳丹、川黄连、铜绿、胆矾、芙蓉叶、五倍子各 30 克。

[用法] 共研细末,加 50% ~70% 的凡士林,调膏,外敷于患处。适用于急性化脓性感染疾病局部红热肿痛者。

● 偏方二

[组成] 生大黄、黄柏、姜黄、白芷各 25 克,天南星、陈皮、苍术、厚朴、甘草各 10 克,天花粉 50 克。

[用法] 上药共为细末,用蜂蜜或茶水,或加 50% ~70% 的凡士林,调膏,外敷于患处。适用于急性化脓性感染疾病局部红热肿痛者。

● 偏方三

[组成] 松香、蓖麻子油各 120 克,铜绿、儿茶、轻粉各 3 克,杏仁、乳香、没药、血竭各 6 克。

[用法] 先将蓖麻子油和松香一起炖化后,离火待温,再加入研成粉末的其他药物,搅匀冷却即成。用时摊于纱布上贴患处。也可将所有药物共捣烂成膏,外敷患处。适用于化脓性感染疾病的各时期。

● 偏方四

[组成] 生大黄 100 克。

[用法] 加水 300 毫升,煮沸 20 分钟后过滤,加水再煮沸 15 分钟,将两次滤过的大黄煎出液煎熬浓缩至 100 毫升。每 100 克凡士林加入 30 毫升大黄煎出液即成 30% 的大黄软膏。用时随疮口大小摊于纱布上外贴患处。适用于急性化脓性感染疾病局部溃破后,脓液较多者。

●偏方五

[组成] 熟石膏 27 克,红升丹 3 克。

[用法] 共研极细末,每次以少许撒疮面上。适用于化脓性感染疾病溃破后,坏死组织未脱,脓液较多者。

●偏方六

[组成] 制乳香、制没药、煅象皮各 6 克,煅石膏 12 克,血竭 9克,冰片 3 克,珍珠 0.9 克。

[用法] 共研成极细末,每次少量撒于疮面。适用于疖痈溃破后脓水较少,溃口愈合缓慢者。

●偏方七

[组成] 蟾酥 0.3 克,生乳香、没药各 5 克,川黄连粉 10 克,冰片0.3 克。

[用法] 将上药加蜂蜜适量调成膏状,用时涂于胶布或麝香风湿膏中心贴在患处。1~2 日 1 次。

●偏方八

[组成] 鲜马齿苋全草适量。

[用法] 捣烂外敷患处,每日 1 次。适用于痈肿、疔疮、湿疹、丹毒。

●偏方九

[组成] 蔷薇叶适量。

[用法] 晒干研末,蜂蜜和醋调敷,露出疮顶,自溃。适用于痈疽脓成不溃者。

●偏方十

[组成] 鲜丝瓜花 15 克,鲜犁头草 15 克。

[用法] 将上药共捣烂外敷患处,每日 1 次。适用于疮痈红肿。

●偏方十一

[组成] 荞麦面、硫磺各 60 克。

[用法] 为末,水和成饼,晒干。用时,将饼水磨成糊,外敷患处。用于痈疽发背,肿毒。

● 偏方十二

[组成] 马勃适量。

[用法] 研粉,米醋调敷患处。

● 偏方十三

[组成] 扶桑叶或花、白芙蓉叶、牛蒡叶各适量。

[用法] 蜂蜜少许,共研成膏,敷患处。用于痈疽、腮腺炎等。

● 偏方十四

[组成] 赤小豆、绿豆、黑豆、川姜黄各适量。

[用法] 研为细末。痈疽初起用姜汁或水调敷患处;如痈疽已经肿大,用蜂蜜水调敷患处。

● 偏方十五

[组成] 壁虎数只。

[用法] 焙干研末,油调,敷患处。用于痈疮疼痛剧烈者。

● 偏方十六

[组成] 菖蒲 30 克,独活 15 克,白芷 15 克,赤芍 115 克,荆芥 9 克。

[用法] 共研细末,取适量药末同葱心捣成糊状,敷患处。

● 偏方十七

[组成] 鲜苦瓜适量。

[用法] 捣烂敷患处。

● 偏方十八

[组成] 黄连适量。

[用法] 研末,水调,外敷患处。

● 偏方十九

[组成] 葵花盘适量。

[用法] 烧灰,研末,麻油调,涂患处。

● 偏方二十

[组成] 黄柏、刘寄奴、蒲公英、芙蓉花叶、野烟、铧头草各适量。

[用法] 共捣烂,外敷患处。

●偏方二十一

[组成]天花粉、赤小豆各等份。

[用法]为末,醋调,敷患处。适用于痈肿初起。

●偏方二十二

[组成]生大黄末适量。

[用法]醋调涂患处,干则易之。用于痈肿红肿作痛者。

●偏方二十三

[组成]芥子叶、鲜柏叶各适量。

[用法]捣烂,涂患处。

●偏方二十四

[组成]炒川乌、炒黄柏各30克。

[用法]为末,唾液调,涂患处,留出痈疽头部,干则以洗米水润之。

●偏方二十五

[组成]瓜蒌根、赤小豆各等份。

[用法]为末,醋调涂患处。用于痈肿未溃者。

●偏方二十六

[组成]木香、黄连、槟榔各等份。

[用法]为末,油调频频涂患处。适用于一切痈疽、疮疖、恶疮等。

●偏方二十七

[组成]大黄末15克,鸡蛋清适量。

[用法]取大黄末,以鸡蛋清调匀,涂敷患处,或用米醋调敷,每日换药1次。如成脓者加皂角末10克。适用于一切痈毒、疔疮。

●偏方二十八

[组成]生葱、蜂蜜、糖各适量。

[用法]共捣烂如泥,外敷患处,用敷料或绷带固定,每日1次,10次为1疗程。

82

●偏方二十九

[组成] 喜树鲜嫩叶适量,食盐少许。

[用法] 共捣烂,外敷患处。适用于疮痈、疖肿初起。

●偏方三十

[组成] 绿豆50克,鸡蛋1枚。

[用法] 将绿豆研成粉末,用鸡蛋清调成糊状,敷患处。适用于痈、疮、丹毒等症。

●偏方三十一

[组成] 蝼蛄数只,红糖适量。

[用法] 上药捣烂,患处用生理盐水清洗干净,每日或隔日外敷1次,用无菌纱布覆盖创面,一般3~5次即愈。

3．褥疮

褥疮是一种压迫性溃疡,因局部组织长期受压,影响血液循环,致皮肤组织营养障碍,组织坏死。病变可累及皮肤、皮下组织、肌肉直至骨骼。

本病多见于昏迷、瘫痪等长期卧床的患者,好发于背部、尾骶、足根等骨骼突出部位。受压皮肤初起呈苍白、灰白色;继则出现暗红色斑片,边界清楚,中央色深,发展较快,也可在红斑上出现水泡;如处理不及时则发展成溃疡,创面蔓延扩大,深达肌肉骨骼。溃疡上可见灰色假膜坏死,不易收口,脓液稀薄臭秽,患者感觉疼痛或不痛。

●偏方一

[组成] 红花油膏适量。

[用法] 外敷患处,纱布覆盖。每日2次。适用于褥疮初期时。

●偏方二

[组成] 熟石膏27克,红升丹3克。

[用法] 共研极细末,和红花油调匀外敷,每日2次。适用于褥疮溃破者。如有坏死组织,应予切除。

●偏方三

[组成] 马勃 30 克。

[用法] 去外皮,剪成大小不等的薄片,经高压灭菌后取适量置于疮面上,再用敷料覆盖,胶布固定。每日换药 1 次。

●偏方四

[组成] 干姜粉 10 克,生姜汁 40 毫升。

[用法] 上药经高压灭菌消毒,取蛋清 60 毫升,生理盐水 40 毫升,一起搅匀,用纱布在配好的溶液里浸泡后取出敷在疮面,每隔 2 ~ 4 小时换药 1 次,连续湿敷亦可,10 天为 1 疗程。

●偏方五

[组成] 当归 30 克,白芷、生地各 12 克,紫草、轻粉、血竭花各 6 克,象皮、龙骨各 9 克,甘草 1832 克。

[用法] 取麻油 500 克煮沸,将前 6 味药分别放入,以小火炸枯捞出,过滤后以小火加热,再将后 3 味药研成极细末加入,搅匀,对入白蜡 30 克。凉后摊于纱布上,根据褥疮面大小外敷于疮面上。每日或隔日换药 1 次,1 月为 1 疗程。

●偏方六

[组成] 制乳香、制没药、煅象皮各 6 克,煅石膏 12 克,血竭 9 克,冰片 3 克,珍珠 0.9 克。

[用法] 共研成极细末,每次少量撒于疮面。适用于溃破后脓水较少,溃口愈合缓慢者。

●偏方七

[组成] 制乳香、制没药、煅象皮、血竭、朱砂、儿茶、煅龙骨、芦荟、煅石决明、煅海巴各 10 克,煅珍珠、冰片各 0.6 克,轻粉 3 克。

[用法] 共研成极细末,每次少量撒于疮面。适用于溃破后脓水较少,溃口愈合缓慢者。

●偏方八

[组成] 煅象皮、煅石膏、煅珍珠、朱砂各 0.6 克,血竭、轻粉、血余炭、五倍子各 0.9 克,煅寒水石、没药、煅甘石、煅龙骨各 1.5 克,牛黄、鹿茸各 0.3 克。

[用法] 共研成极细末,每次少量撒于疮面。适用于溃破后脓水较少,溃口愈合缓慢者。

●偏方九

[组成] 血竭 9 克,煅珍珠 0.9 克,煅象皮、猪鬃炭各 1.5 克。

[用法] 共研成极细末,每次少量撒于疮面。适用于溃破后脓水较少,溃口愈合缓慢者。

●偏方十

[组成] 煅甘石、煅象皮、血竭、乳香、没药各 3 克,枯矾 1.5 克,龙骨 6 克,轻粉 0.9 克。

[用法] 共研成极细末,每次少量撒于疮面。适用于溃破后脓水较少,溃口愈合缓慢者。

●偏方十一

[组成] 透骨草 30 克,川楝子、当归尾、姜黄、威灵仙、川牛膝、羌活、白芷、苏木、五加皮、红花、土茯苓各 15 克,川椒、乳香各 6 克。

[用法] 煎汤趁热熏洗患处。每日 2 次,每次 30~60 分钟。用于褥疮皮色暗红、疼痛者。

●偏方十二

[组成] 红花适量。

[用法] 泡酒,用药酒涂擦患处。

●偏方十三

[组成] 鸡蛋黄、龙骨、没药各等份。

[用法] 药末和蛋黄做成膏状,创面消毒,用手术剪剪去腐肉后,用消毒棉签蘸药涂疮面,再用消毒凡士林纱布覆盖。根据创面情况,每日或 2~3 天换药 1 次,直至痊愈。

●**偏方十四**

[组成] 红花 15 克,当归 12 克,赤芍 12 克,紫草 9 克,60% 酒精 500 毫升。

[用法] 将药泡入酒精中 4 ~ 5 天,局部按摩擦用。有预防褥疮的作用。

4．丹毒

丹毒是由溶血性链球菌引起的一种传染性急性炎症。细菌常由皮肤、黏膜破口侵入而发病。由足癣引起的下肢丹毒比较常见。中医认为本病内因血热,外因皮肤、黏膜破损后风热湿火毒邪乘机而入,内外合邪,致热郁肌肤、气血凝滞而成。本病发病突然,先有寒战、发热、头痛等全身症状,随即皮肤上出现火红色斑片,局部灼热疼痛,边缘清晰而不规则,稍高出皮面,红色压之褪色,放手后恢复原状,继而迅速蔓延扩展,中心部红色消退呈棕黄色,有时可出现水泡或血泡。本病如反复发作,可使淋巴管阻塞,形成象皮腿。

●**偏方一**

[组成] 鲜蒲公英 90 克,白矾、青黛各 10 克。

[用法] 上药共捣烂外敷。

●**偏方二**

[组成] 大青叶 60 克,乳香、没药、黄柏、生大黄、明矾、漳丹、川黄连、铜绿、胆矾、芙蓉叶、五倍子各 30 克。

[用法] 共研细末,加 50% ~ 70% 的凡士林,调膏,外敷于患处。

●**偏方三**

[组成] 生大黄、黄柏、姜黄、白芷各 25 克,天南星、陈皮、苍术、厚朴、甘草各 10 克,天花粉 50 克。

[用法] 上药共为细末,用蜂蜜或茶水,或加 50% ~ 70% 的凡士林,调膏,外敷于患处。

●**偏方四**

[组成] 生大黄粉、黄连粉各等份。

[用法] 用醋或麻油调敷患处。适用于丹毒初期。

● 偏方五

[组成] 生大黄、侧柏叶各 60 克,黄柏、泽兰、薄荷各 30 克。

[用法] 共研细末,用水或蜂蜜调成膏,外敷患处。用于丹毒初期。

● 偏方六

[组成] 鲜丝瓜叶适量。

[用法] 捣汁外敷,或鲜野菊花或鲜马齿苋捣烂,外敷患处。

● 偏方七

[组成] 紫草 30 克,黄连 3 克,冰片 0.3 克,茶油 500 克。

[用法] 上药共研细末,用茶油调成糊状,外敷患处,每日 2~3 次,5~7 天为 1 疗程。

● 偏方八

[组成] 芙蓉叶、生大黄各 300 克,生南星、升麻各 100 克。

[用法] 将上药共研细末,用凡士林 500 克调成膏状,外敷患处,每日换药 1 次。患部灼热、有水泡者则用紫草油纱布覆盖,隔日换药 1 次。

● 偏方九

[组成] 煅石膏 30 克,广丹 1.5 克,冰片 0.3 克。

[用法] 上药共研细末,用麻油适量调成糊状,外敷患处。每日 2~3 次,5~7 天为 1 疗程。

● 偏方十

[组成] 紫草、紫荆皮、红花、儿茶、红曲、羌活、防风各 15 克,赤芍、升麻各 30 克,当归、白芷各 60 克,贯仲 6 克,荆芥 15 克。

[用法] 上药共为细末,用蜂蜜或荷叶煎水调和,外敷。

● 偏方十一

[组成] 猪苦胆 1 个,丝瓜叶 60 克,茶叶 6 克。

［用法］上药煎汁,和面粉调,外敷患处。

● **偏方十二**

［组成］鲜苍耳草根与叶适量。

［用法］煎汤,熏洗红肿处。

● **偏方十三**

［组成］一枝黄花 60 克。

［用法］水煎外洗或用纱布蘸药汁温敷患处。

5．痔

痔是人类特有的病变,属于常见病多发病,俗语有"十人九痔"之说。中医把肛门内外有小肉突起均称为痔。本病发生多因喜食辛辣或嗜食肥甘厚味致燥热、湿热内生,或者久坐、负重致局部血行不畅,或分娩、久泻、便秘等致肛门外伤,毒邪外侵等。

现代医学认为,痔是指直肠末端黏膜下和肛管皮下的静脉丛生扩大、曲张所形成的柔软静脉团。根据发生的部位不同,可分为内痔、外痔、混合痔。痔的发生由于痔静脉丛的静脉内压升高和静脉壁的抵抗力减弱所致。

● **偏方一**

［组成］五倍子、芒硝、桑寄生、莲房、荆芥各 30 克。

［用法］煎汤,先熏后洗,每日 2～3 次,每次 20～30 分钟。适用于各型痔。

● **偏方二**

［组成］苦参、菊花各 60 克,蛇床子、银花各 30 克,白芷、黄柏、地肤子各 15 克,菖蒲 9 克。

［用法］煎汤,先熏后洗。每日 2～3 次,每次 20～30 分钟。适用于各型痔。

● **偏方三**

［组成］花椒、艾叶、芒硝、食盐、硼酸、高锰酸钾各适量。

［用法］直接浸水,坐浴熏洗。

●偏方四

[组成] 苎麻根、鲜椿根皮适量。

[用法] 洗净捣烂,外敷于患处,每日换药2次。用于痔疮肿痛、脱肛。

●偏方五

[组成] 田螺3只,地龙20克,芙蓉叶12克,石菖蒲3克。

[用法] 将药物研细末,调拌蜂蜜或鸡蛋清,外敷贴患处,每日1次,3天为1疗程。适用于外痔。

●偏方六

[组成] 老丝瓜1根,石灰、雄黄各15克。

[用法] 老丝瓜煅烧成灰,石灰、雄黄研为细末,加猪胆汁、鸡蛋清及香油各适量,调敷患处,每日2次。

●偏方七

[组成] 蜈蚣4条,五倍子末9克。

[用法] 用适量香油煮1~2沸,将蜈蚣浸入,再入五倍子末,装入瓶中密封,如遇痛不可忍,取药外敷。适用于外痔。

●偏方八

[组成] 龙脑片3克,芒硝30克,白矾10克。

[用法] 用开水1000毫升熔化,趁热以药棉适量蘸敷,每次20~30分钟。

●偏方九

[组成] 云南白药适量。

[用法] 与75%酒精调成糊状,外敷肛门血栓外痔上,每天换药1次。适用于血栓外痔。

●偏方十

[组成] 血竭30克。

[用法] 研成细末,用唾液调匀,频频涂敷患处。用于痔疮疼痛。

●偏方十一

[组成] 荆芥、防风、蛤蟆草、透骨草、马齿苋、苏木各15克,生川乌、生草乌、生甘草各9克,金银花、连翘、苦参各12克。

[用法] 煎汤趁热熏洗,每日1~2次,每次30~60分钟。适用于痔瘘发炎,嵌顿内痔等。

● 偏方十二

[组成] 猪苦胆1个。

[用法] 清水洗净后将胆汁放入干净的玻璃瓶中,加入少量冰片,封好瓶口,放于阴冷处备用。令患者侧卧,露出病变部位,用干棉球蘸胆汁涂于血栓上并轻轻按摩3~5分钟,以帮助血栓内的瘀血吸收或排出,每日上药2次。

6. 急性阑尾炎

急性阑尾炎是最常见的外科急腹症,可发生于任何年龄阶段,但以青壮年为多。发病的主要原因是阑尾腔梗阻和细菌侵入阑尾壁。其主要临床表现有:转移性右下腹疼痛(上腹或脐周隐痛数小时至1天后,转移并固定与右下腹部疼痛),如果疼痛突然减轻或向周围扩散,常提示阑尾穿孔。患者腹痛的同时常伴有恶心、呕吐、发热等症。部分患者阑尾急性炎症缓解后,阑尾仍有残余病变,急性炎症可转为慢性炎症。

本病属于中医"肠痈"范畴。主因气滞血瘀,热毒壅盛所致。

● 偏方一

[组成] 大蒜6~8头,芒硝15~30克,大黄60克,食醋适量。

[用法] 大蒜剥皮,和芒硝共捣烂如泥,在右下腹疼痛最明显处,放一层纱布,把蒜糊涂在纱布上,上面再盖一层纱布,合拢两层纱布边缘,以防药物外流刺激皮肤。外盖一层塑料薄膜,用腹带包扎固定。一般敷2小时后去药,改用大黄粉加醋调成厚糊状,外敷患处,药糊干时加醋保持湿润。贴8~10小时。适用于各型阑尾炎。

● 偏方二

[组成] 芙蓉叶、生大黄各 300 克,黄芩、黄柏、黄连、泽兰叶各
250 克,冰片 10 克。

[用法] 上药共研细末备用。用时取适量,用黄酒或葱、酒煎液
调成糊状,敷于痛处或包块上,药厚 0.3 ~ 0.5 厘米,上
盖油纸或塑料膜,胶布固定。须常保持药物湿润。

● 偏方三

[组成] 芒硝 30 ~ 60 克。

[用法] 捣碎,装入一面用纱布、一面用塑料纸缝成的小袋内,
摊平后,放于右下腹疼痛最明显处,数小时后药粉吸水
而变硬,即取下。适用于单纯性及化脓性阑尾炎。

● 偏方四

[组成] 粗盐 500 克。

[用法] 放铁锅内炒至频频发出爆裂声时,加入食醋少许,然后
装入事先缝好的布袋内,趁热外敷右下腹疼痛明显处,
凉则更换,每日 1 ~ 2 次。适用于阑尾周围脓肿。

● 偏方五

[组成] 生半夏、生南星、生川乌、皂角、土贝母、姜黄、生大黄各
30 克,黄柏、败酱草、芙蓉叶各 60 克,穿山甲 45 克。

[用法] 上药共研细粉,加入凡士林或蜂蜜制成 30% 的软膏。
将药膏摊于布上,敷贴右下腹部,每日 1 次。适用于后
期形成慢性炎块。

● 偏方六

[组成] 仙人掌适量,硫酸镁 15 克。

[用法] 将鲜嫩仙人掌肉质茎去刺捣成糊状,加硫酸镁 15 克拌
匀,敷贴于患处并固定,每天换药 2 ~ 3 次。适用于急、
慢性阑尾炎脓肿,急性化脓性乳腺炎。

● 偏方七

[组成] 姜黄、大黄、黄柏、白芷各 5 克,陈皮、厚朴、生南星、苍
术、甘草各 3 克,花粉 10 克。

［用法］上药研为细末,取适量成人用醋、小儿用茶水调成糊状,均匀涂布于肿块区皮肤,用塑料薄膜遮盖,以防干燥脱水或粘污衣物,干后再涂。一般敷 3 ~ 5 天即可。适用于阑尾周围脓肿。

● 偏方八

［组成］大黄、侧柏叶各 50 克,黄柏、泽兰、薄荷各 25 克,乳香、没药各 15 克。

［用法］上药共研细末,用蜂蜜水拌成糊状,炒热外敷痛区,上置热水袋加温,冷后再炒再敷,每剂可反复用 2 ~ 3 天,一般于敷药半小时后疼痛减轻。适用于急性单纯性阑尾炎。

● 偏方九

［组成］杏仁 30 克,玄参 15 克,蜂房、蛇蜕、乱发各 7.5 克,麻油 300 毫升,黄丹 100 克。

［用法］先将黄丹单独研末备用。再将诸药放入麻油中浸泡半天,倒入锅内,小火煎至药枯,滤去药渣,取油熬至滴水成珠时离火,徐徐加入黄丹,不断搅拌,冷却成膏备用。取药膏适量摊于一块 4 厘米 ×6 厘米的纱布或棉垫上,将药膏贴在患者脐上,胶布固定。两天换药 1 次。10 天为 1 疗程。贴后患者可出现腹痛泻下。用于阑尾炎脓肿或包块。

● 偏方十

［组成］生乳香、生没药各等量,陈醋适量。

［用法］上药研末,用醋、75% 酒精各半,将上药调成泥状,将药泥贴于事先确定的压痛点周围,如果患者腹壁脂肪厚,或属后位阑尾炎者,可在背部相应区加贴厚约 0.3 厘米药泥。涂药范围要大于病灶,外用油纸纱布固定,每日换药 1 次,药干则随时调湿,至腹痛消失、体温正常为止。一般贴 1 ~ 3 次即可收效。治疗时敷药时间须

24 小时,中途不得揭去,症状消失前,不要随意活动。饮食宜清淡,忌腥、辛辣。

● **偏方十一**

[组成] 芒硝 50 克,大蒜 20 克,大黄 30 克,鲜败酱草 40 克,鲜地丁 40 克。

[用法] 共捣烂,外敷右下腹压痛点部位。每日换药 1 次。

● **偏方十二**

[组成] 马蹄灰适量。

[用法] 鸡蛋清调和,涂敷痛处。

● **偏方十三**

[组成] 马牙适量。

[用法] 烧灰,鸡蛋清调和,涂患处。

7. 急性肠梗阻

急性肠梗阻是由多种原因所致的肠内容物通过障碍的常见症。祖国医学称为"关格""肠结"。据统计,在外科急腹症中,其发病率仅次于阑尾炎和胆道疾病,居第三位。主要临床表现为腹痛、呕吐、腹胀、排便和排气停止等四大证候。梗阻发生的基本原因分为三类:机械性肠梗阻(常见原因有:腹内粘连、蛔虫团、肠扭转、肠套叠、粪块堵塞、肿瘤等),动力性肠梗阻(由于支配肠管的神经功能失调,使肠壁肌肉产生过度收缩或瘫痪,造成痉挛性或麻痹性肠梗阻),血运性肠梗阻(因肠系膜血管血栓形成或栓塞,肠管血运障碍,失去蠕动能力所致)。根据肠壁血运有无障碍分为:单纯性肠梗阻和绞窄性肠梗阻。

● **偏方一**

[组成] 葱适量。

[用法] 水煎,用葱汤洗腹,再用少许葱捣烂。贴脐上。

● **偏方二**

[组成] 鲜橘叶 100 克,小茴香 30 克,麸皮 30 克,食盐 50 克。

［用法］将橘叶、小茴香捣粗末后加入食盐、麸皮,炒热,装入纱布口袋,外敷脐部 3～4 小时。用于中毒性肠麻痹。

● 偏方三

［组成］大黄 10 克,芒硝 10 克,厚朴 6 克,枳壳 6 克,冰片 3 克。

［用法］上药共为细末,以藿香正气水调成糊状,填脐部,以麝香虎骨膏固定,并以热水袋敷药上,每日换药 1 次。用于麻痹性肠梗阻。

● 偏方四

［组成］丁香 30～60 克。

［用法］研为细末,加 75% 的酒精调和,敷于脐及脐周,直径 6～8 厘米,用纱布及塑料薄膜覆盖,周围用胶布固定,以减少酒精挥发。用于麻痹性肠梗阻。

● 偏方五

［组成］葛根、皂角各 500 克。

［用法］加水 4000 毫升,煎煮 40 分钟,去药渣,将装有药汁的锅放火炉上保持温热不烫手的程度,用 10 层纱布 4 块,浸药汁后交替置腹部做持续热敷,每次 1 小时,每日 2～3 次。适用于急性肠梗阻。

● 偏方六

［组成］麝香 0.3 克,生姜、紫苏各 120 克,大葱 500 克,陈醋 250 毫升。

［用法］麝香研细末,放入脐内,外盖胶布,再把生姜、紫苏研细末,和大葱一起捣烂,加陈醋炒热,外敷脐部及痛处。每日 2～3 次,7 天 1 疗程。用于单纯性肠梗阻。

● 偏方七

［组成］大黄、枳实各 50 克,厚朴、芒硝各 30 克,葱白 250 克,食盐 25 克。

［用法］将前 4 味药共研细末,连须葱白、食盐捣烂加入药末,以米酒调匀,炒热用布包,趁热敷疼痛剧烈处或有包块

处,直到大便通畅为止,一般敷药后排气者症状缓解,排便后痊愈。用于急性肠梗阻。

●偏方八

[组成] 胆南星 1 个,瓦楞子 4.5 克,生矾、枯矾、雄黄、牛黄、琥珀、乳香、没药、珍珠、白降丹各 1.5 克,麝香 0.3 克。

[用法] 以青鱼胆为丸,如芥子大,贴中脘穴,每日 1 次。7 天 1 疗程。用于急性肠梗阻。

8. 血栓闭塞性脉管炎

血栓闭塞性脉管炎是进行缓慢的动脉和静脉节段性炎症性病变,病变可累及四肢的中小动脉和静脉,以下肢多见,属中医"脱疽""脱痈"的范畴。患者多在冬季发病,发病时常从一侧下肢开始,以后累及对侧下肢,再逐渐累及上肢,但单独发生在上肢的比较少见。本病病程较长,发展缓慢,一般可持续数年或 10 年以上。临床表现是由于肢体动脉闭塞后,引起肢体局部缺血所致,而症状的轻重则决定于动脉闭塞的部位和程度,以及肢体侧支循环建立的情况。发病早期,患者常有肢体发凉怕冷、麻木、酸胀、疼痛、间歇性跛行、下肢疲累和游走性血栓浅静脉炎,足部动脉搏动减弱或消失,后期由于严重血液循环障碍,可发生肢端溃疡或坏疽。根据发病过程,临床分为 3 期,第一期(局部缺血期):患肢发凉怕冷、麻木、疼痛,走路时足与小腿酸胀并有疲累感,足底硬胀不适,耐寒能力降低,冬季症状加重;间歇性跛行;足背动脉搏动减弱。第二期(营养障碍期):疼痛呈持续性,肢端皮肤发凉,抬高则皮肤颜色发白,下垂则暗红,趾甲变形增厚,肌肉萎缩,足背动脉搏动消失。第三期(坏死期):肢端发生干性或湿性坏死,剧痛,伴发热等全身症状。

●偏方一

[组成] 黄柏 6 克,朱砂、珍珠、红花各 3 克,轻粉 4 克,乳香、没药、冰片、银珠各 9 克,牛黄 1.5 克。

［用法］上药共研细末,每次取 2.5 克加精制凡士林调成膏状,根据创面大小涂无菌纱布上外敷,春夏季每日换药 1 次,冬秋季隔日换药 1 次。适用于脉管炎创面脓液少者。

● **偏方二**

［组成］生石膏 250 克。

［用法］研细末,用桐油 100 毫升,调成糊状,均匀敷于患处,包扎,每日 1 次,10 次 1 疗程。用于血栓闭塞性脉管炎。

● **偏方三**

［组成］大黄 60 克,芒硝 60 克,乳香、没药、紫花地丁各 30 克,露蜂房、透骨草各 20 克。

［用法］上药共研细末,以猪油调敷患处,每次 1 小时,早晚各 1 次。如属虚寒者去紫花地丁、加黑附片、樟脑各 15 克,如有溃破,应局部消毒后外敷。

● **偏方四**

［组成］活蜗牛适量。

［用法］捣烂成泥,平敷于溃烂面上,以湿纱布盖之。每 1～2 天换药 1 次。适用于脉管炎及老臁疮。

● **偏方五**

［组成］炙蜈蚣 10 条,炙全蝎 3 只,制乳香、没药各 9 克。

［用法］共研末,以少许直接撒敷溃疡局部。

● **偏方六**

［组成］透骨草 30 克,川楝子、当归尾、姜黄、海桐皮、威灵仙、牛膝、羌活、白芷、苏木、五加皮、红花、土茯苓各 15 克,川椒、乳香各 6 克。

［用法］煎汤,熏洗患处,每次 20～60 分钟,每天 1～2 次,每剂可洗 2 日。适用于本病未溃破或恢复期的患肢遗留症状以及肿胀关节功能障碍者。注意熏洗时水温不得太烫。

● **偏方七**

［组成］毛披树根 100 克。

［用法］水煎浸泡患肢,每日1~2次。适用于本病患肢冷感、麻木、皮色苍白而未溃破者。

● **偏方八**

［组成］生大黄、黄柏、姜黄、白芷各25克,天南星、陈皮、苍术、厚朴、甘草各10克,天花粉50克。

［用法］上药共为细末,用蜂蜜或茶水,或加50%~70%的凡士林,调膏,外敷于患处。每日换药1次。适用于本病患处红肿热痛而未溃破者。

● **偏方九**

［组成］紫荆皮150克,独活90克,赤芍60克,白芷30克,石菖蒲45克。

［用法］共研细末,用温黄酒或加入50%~70%的凡士林,调膏外敷患处。每日换药1次。适用于本病患肢冷感、麻木、皮色苍白而未溃破者。

● **偏方十**

［组成］制乳香、制没药、煅象皮各6克,煅石膏12克,血竭9克,冰片3克,珍珠0.9克。

［用法］共研成极细末,每次少量撒于疮面。适用于本病溃破后脓水较少,溃口愈合缓慢者。

● **偏方十一**

［组成］蒲公英30克,苦参、黄柏、连翘、木鳖子各12克,金银花、白芷、赤芍、丹皮、生甘草各9克。

［用法］煎汤趁热熏洗患处,并将创口放入药汤内浸洗。每日1~2次。每次30~60分钟。适用于患肢溃疡或坏疽继发感染,创面脓液多及有坏死组织,局部红肿疼痛者。

● **偏方十二**

［组成］金银花、当归、白蔹各30克,苦参、黄柏、乳香、没药、煅石决明、赤芍、连翘、生大黄、生甘草各9克。

［用法］上药煎汤,熏洗患处,每日1~3次。适用于溃后创面久

不愈合者。

● 偏方十三

[组成] 透骨草 30 克,当归、赤芍、川椒、苏木各 15 克,生南星、生半夏、生草乌、川牛膝、白芷、海桐皮各 10 克。

[用法] 煎汤趁热熏洗患肢,每日 1～2 次,每次 1 小时。用于肢体怕冷发凉、疼痛者。

● 偏方十四

[组成] 川乌、草乌、苍术、独活、桂枝、防风、艾叶、花椒、刘寄奴、红花、透骨草、伸筋草各 10 克。

[用法] 煎汤趁热熏洗患肢,每日 1～2 次,每次 1 小时。用于肢体怕冷发凉、疼痛者。

9．静脉炎

静脉炎是指静脉的一种急性非化脓性炎症,多由于外伤、手术、长期卧床等原因,使静脉内膜受刺激、损伤而成。多发生于四肢浅静脉,胸腹壁浅静脉少见。主要表现为静脉区有红肿疼痛性硬索状物和红斑结节,有压痛。属于中医"脉痹"范畴,中医认为本病初期以湿热为重,常红、肿、热、痛明显,甚至患肢浮肿、沉重;最后主要是瘀阻脉络,留有硬性结节或硬性索条状物。

● 偏方一

[组成] 山豆根 100 克,连翘 100 克,威灵仙 100 克,冰片 30 克,二甲基亚砜 170 毫升,凡士林适量。

[用法] 将上药制成膏,外用适量,涂于患处。每日 1～2 次。

● 偏方二

[组成] 鲜马齿苋适量。

[用法] 捣烂。外敷患处,每日 2 次。或鲜马齿苋煎汤趁热熏洗热敷患处,每日 2 次。用于急性炎症期。

● 偏方三

[组成] 鱼腥草 250 克。

［用法］或加等量鲜马齿苋,加少量食盐,捣烂,外敷患处。

● **偏方四**

［组成］栀子、丹皮各120克,白芷90克,血竭15克,冰片9克。

［用法］将前3味药研成细末,再研血竭、冰片混匀,用50%的酒精调成糊状,外涂患处,每日3~4次。

● **偏方五**

［组成］生大黄、黄柏、姜黄、白芷各25克,天南星、陈皮、苍术、厚朴、甘草各10克,天花粉50克。

［用法］上药共为细末,用蜂蜜或茶水,或加50%~70%的凡士林,调膏,外敷于患处。

● **偏方六**

［组成］大青叶60克,乳香、没药、黄柏、生大黄、明矾、漳丹、川黄连、铜绿、胆矾、芙蓉叶、五倍子各30克。

［用法］共研细末,加50%~70%的凡士林,调膏,外敷于患处。

● **偏方七**

［组成］蒲公英30克,苦参、黄柏、连翘、木鳖子各12克,金银花、白芷、赤芍、丹皮、生甘草各9克。

［用法］煎汤趁热熏洗患处,并将创口放入药汤内浸洗。每日2次。每次30~60分钟。用于急性炎症期。

● **偏方八**

［组成］透骨草30克,当归、赤芍、川椒、苏木各15克,生南星、生半夏、生草乌、川牛膝、白芷、海桐皮各10克。

［用法］煎汤趁热熏洗患肢,每日2次,每次1小时。适用于慢性炎症期。

● **偏方九**

［组成］云南白药适量。

［用法］用75%的酒精调为糊状,匀摊于无菌纱布上,敷于患处,脚步固定,每日1次。干后滴75%酒精以保持湿润。至局部痛消,肿硬变软。

●偏方十

[组成] 山慈姑、乳香、没药各 15 克,蒲公英 30 克,五灵脂、大黄、山蒲黄、川芎、赤芍各 9 克,归尾 12 克。

[用法] 上药研成细末,用醋调敷患处,每日 1 次,7 天 1 疗程。用于胸腹壁表浅性血栓性静脉炎。

10. 腱鞘囊肿

腱鞘囊肿是指发生在关节或肌腱附近的囊肿,以腕关节背面和侧面最多见。多发于青壮年,女性多于男性;肿块自指头到核桃大小,呈圆形,表面光滑,推之可移动,不与皮肤粘连,按之坚硬;局部有轻微酸痛感及乏力感;如穿刺肿物,可抽出胶冻样黏液。属中医"胶瘤"范畴。其形成多与劳累过度,或局部外伤,筋膜受累,以致痰液凝聚而成。一般以外治及针刺治疗为主。

●偏方一

[组成] 大黄、芒硝各 50 克,大蒜 100 克。

[用法] 将大黄、芒硝共研细末,同大蒜共捣烂为泥,加酒适量调匀,敷于囊肿部位,用布袋固定,2 日换药 1 次。如针刺囊肿周围及顶部后再敷药,则效果更佳。

●偏方二

[组成] 红花 3 克,桃仁 2 克,山栀子 4 克,川芎 3 克,赤芍 3 克,皂角 3 克,乳香 3 克,没药 3 克,三棱、莪术、桂枝、当归各 2 克。

[用法] 诸药晒干或焙干,研极细末,视肿块大小,取适当药末加少许面粉及白酒,调成糊状,外敷肿块上,以遮盖整个肿块为度,药糊厚 1~2 毫米,外加小块塑料薄膜,包扎固定,每晚换药 1 次。

●偏方三

[组成] 徐长卿全草干品 200 克。

[用法] 浸入 50% 的酒精 500 毫升中,10 天后即可使用。局部

常规消毒,用不锈钢针穿刺囊肿如梅花样,力求把囊肿刺透,将棉球浸徐长卿酒湿敷,上盖纱布,胶布固定,干燥则再加入药液,使棉球保持一定湿度。隔日针刺囊肿1次,以上方湿敷,7日1疗程。

11. 脱肛

脱肛为直肠肛管甚至部分乙状结肠移位下降外脱的病理现象。多发于小儿、老人、经产妇及体弱之人。本病初期大便时直肠黏膜脱出,便后能自行还纳,以后可逐渐加重为直肠全层或部分乙状结肠脱出,须用手推回或卧床休息时才能回纳,甚者以咳嗽、行走时即可脱出。根据脱出的程度,脱肛可分为三度。一度脱肛为直肠黏膜脱出,脱出物淡红色,长3~5厘米,触之柔软,无弹性,不易出血,便后自行还纳。二度脱肛位置为全层脱出,长5~10厘米,触之较厚有弹性,便后须用手回复。三度脱肛为直肠及部分乙状结肠脱出,长达10厘米以上,触之很厚,肛门松弛无力。外治法对一度脱肛,尤其是儿童可受到较好的疗效。对二、三度脱肛能改善症状,但较难治愈。

● **偏方一**

　　[组成] 苦参、菊花各60克,蛇床子、银花各30克,白芷、黄柏、地肤子各15克,石榴皮、枯矾、五倍子各10克,菖蒲9克。

　　[用法] 煎汤,先熏后洗。每日2~3次,每次20~30分钟。适用于各型脱肛。

● **偏方二**

　　[组成] 五倍子散或马勃散适量。

　　[用法] 外敷。

● **偏方三**

　　[组成] 蚤休适量。

　　[用法] 醋磨汁,外涂患处,用纱布压送复位,每日可涂2~3次。

● **偏方四**

［组成］蜗牛壳适量。

［用法］去土研末,烊脂溶化,调涂后还纳复位。

● **偏方五**

［组成］鳖头适量。

［用法］洗净焙干,研细末,高压消毒,装瓶密封备用。用时让患儿便后坐浴,取适量细末用香油调成糊状,敷于肛门上,用纱布覆盖,胶布固定;严重者用手送回复位或用提肛带拖起。每日 1 次,10~15 天为 1 疗程,必要时可用 2~3 疗程。有时可配服鳖头散。用于小儿脱肛。

● **偏方六**

［组成］蒲黄 60 克,猪油适量。

［用法］用猪油调药敷肛上。

● **偏方七**

［组成］蜗牛 30 克,诃子 15 克。

［用法］焙干,研细末,猪油调匀,敷患处。

● **偏方八**

［组成］赤石脂、伏龙肝各适量。

［用法］为末,敷患处。适用于痢后脱肛。

● **偏方九**

［组成］白矾、五倍子各适量。

［用法］为末,先用木槿皮或叶煎汤熏洗,后以药末敷患处。

● **偏方十**

［组成］铁粉、白芨末适量。

［用法］研末和匀,敷患处,按入。

● **偏方十一**

［组成］蓖麻子 30 克。

［用法］捣烂为膏,做饼,贴囟门上。

● **偏方十二**

［组成］熟石灰适量。

［用法］炒热后用纱布包裹,每日 2 次趁热敷患处。

●**偏方十三**

［组成］胡荽子适量。

［用法］捣烂,醋煮热敷肛门。

●**偏方十四**

［组成］生韭菜 500 克。

［用法］细切,以酥拌炒熟,分为 2 处,以软布包裹,交替热敷肛门,冷即再换,直至脱肛回复。

12. 急性乳腺炎

急性乳腺炎是乳腺的急性化脓性感染疾病。乳头裂伤或乳汁潴留后,由细菌侵入继而感染发生。以乳腺局部有肿块疼痛,继而发热、发红为特征。多见于哺乳期妇女,以产后 3～4 周多见。属中医学"乳痈"范畴。可分成乳汁郁积期:为病程早期,有畏寒、发热等全身症状,继而乳腺肿胀疼痛,出现界线不清的肿块,伴有明显触痛,表皮微红;蜂窝组织炎期:炎症继续发展,有寒战高热,乳腺疼痛加剧,表面红肿发热,有波动感;脓肿形成期:炎症局部形成脓肿,表浅的脓肿波动明显,可向体表破溃,深度脓肿如不及时切开引流,可引起广泛的蜂窝状坏死灶。

●**偏方一**

［组成］蒲公英 50 克,双花 30 克,紫花地丁 30 克,野菊花 30 克,王不留行 30 克,炮山甲 10 克。

［用法］将上药水煎,将药渣包好趁热外敷患处,出微汗。如 1 剂不愈,再接上法应用第 2 剂。适用于急性乳腺炎。外敷同时可配煎液口服。

●**偏方二**

［组成］薄荷、陈皮各 30 克。

［用法］煎汤热敷患处,热敷后及时排乳,再用金黄膏(见偏方四)、大青膏(见偏方五)外敷。乳汁过多者,可用芒硝

103

250 克,装纱布袋内外敷患处。用于乳腺炎早期。

● **偏方三**

[组成] 仙人掌 90 克,白矾 15 克。

[用法] 共捣烂外敷。用于乳腺炎早期。

● **偏方四**

[组成] 生大黄、黄柏、姜黄、白芷各 25 克,天南星、陈皮、苍术、厚朴、甘草各 10 克,天花粉 50 克。

[用法] 上药共为细末,用蜂蜜或茶水,或加 50% ~70% 的凡士林,调膏,外敷于患处。适用于局部红热肿痛者。

● **偏方五**

[组成] 大青叶 60 克,乳香、没药、黄柏、生大黄、明矾、漳丹、川黄连、铜绿、胆矾、芙蓉叶、五倍子各 30 克。

[用法] 共研细末,加 50% ~70% 的凡士林,调膏,外敷于患处。适用于急性乳腺炎局部红热肿痛者。

● **偏方六**

[组成] 鲜马兰 120 克,白糖适量。

[用法] 将鲜马兰捣烂取汁,加白糖适量,局部外敷。干后可取药捣烂再敷。适用于急性乳腺炎。

● **偏方七**

[组成] 鲜雾水葛、鲜犁头草、鲜木芙蓉、鲜蒲公英各适量。

[用法] 将上药共捣烂如泥,敷于患处,每日换药 1 次。适用于乳腺炎。

● **偏方八**

[组成] 仙人掌 60 ~90 克,鸡蛋清适量。

[用法] 将仙人掌剥去外皮,切细,捣烂成泥糊状,加入鸡蛋清适量。和匀后摊于布或塑料纸上,敷于患处,外用纱布包扎,胶布固定,每日换药 1 ~2 次。适用于乳腺炎初期。如合并发热或腋下淋巴结肿大者,可酌情加抗生素药物治疗。

● 偏方九

　[组成] 菊叶三七根 50 克,内风消 30 克,人消肿 30 克,鲜马鞭草 10 克,鲜蛇含草 20 克,白酒 10 毫升。

　[用法] 将上药捣烂,和白酒调匀外敷患处,固定包扎,12 小时换药 1 次。适用于乳腺炎。

● 偏方十

　[组成] 大黄 30 克,白芷 15 克,紫花地丁 15 克,乳香 10 克,没药 10 克。

　[用法] 将上药共研细末,以酒、醋各半调和为软膏状,外敷于患处,每日换药。用于乳腺炎。

● 偏方十一

　[组成] 新鲜葡萄叶适量,食醋少许。

　[用法] 将新鲜葡萄叶洗净,捣烂为泥,加醋少许,敷于乳房周围。用布包,每 4 小时换药 1 次,数次可愈。适用于乳腺炎。

● 偏方十二

　[组成] 六神丸 30 粒,凡士林适量。

　[用法] 将六神丸研细末,与凡士林调匀,外敷于患处,1 日 1 换。适用于乳腺炎。

● 偏方十三

　[组成] 鲜橘核、食醋。

　[用法] 取鲜橘核适量捣烂,加少许食醋调成糊状,敷患处,再用纱布包扎固定,每天换药 1～2 次。

● 偏方十四

　[组成] 紫荆皮、蒲公英、芙蓉花(或叶)各 160 克,独活 95 克,赤芍 6.5 克,菖蒲 50 克,白芷 35 克。

　[用法] 上药共研细末,发病 1～3 天内用热开水调敷患处,4～7 日用热酒调敷患处,过敏者用温蜜糖水调敷。

● 偏方十五

[组成] 生大黄、芒硝散各等份,凡士林适量。

[用法] 将前 2 味药研末,加入适量凡士林,用开水调匀,摊于纱布上,敷贴乳房红肿部位,每日换药 3 ~ 4 次。对伴有发热恶寒等症状者,可配服加减五味消毒饮。

● **偏方十六**

[组成] 硫酸镁 100 克,桃仁泥 20 克,穿山甲粉 25 克,薄荷油 3 克,凡士林 100 克。

[用法] 将上药调成膏状备用。用时取膏 125 克,在纱布上摊涂 8 厘米圆形面积,敷患处,包扎并用胶布固定。每日 1 次,连敷 1 周。适用于乳腺炎无化脓、破溃者。

● **偏方十七**

[组成] 仙人掌适量。

[用法] 去刺切块,煨热,敷患处,每日 3 次,每次 20 ~ 30 分钟。适用于乳痈早期。

● **偏方十八**

[组成] 大葱或大蒜适量。

[用法] 捣烂敷患处,用艾条灸 10 ~ 20 分钟,每日 1 ~ 2 次,10 次为 1 疗程。适用于乳痈早期。

13. 乳腺增生病

乳腺增生病是乳房的乳腺组织部分增生性疾病,既非炎症,亦非肿瘤,是内分泌功能紊乱致使乳腺结构不正常的妇女常见病,约占乳腺病的 1/3,恶变率约 10%。属中医学的"乳癖""乳中结核"范畴。本病多发生在 30 ~ 50 岁的妇女,病程较长,往往可达数年。主要表现为乳房内肿块,多见于双侧,也见于一侧,肿块常多个、大小不等,局限于乳房一部分,或分布于整个乳房,或圆或扁,形态不规则,肿块与周围组织界限不清,与皮肤不粘连,推之活动,乳房内可触及粗条索肿物,质地韧而不坚。患者多乳房胀痛,月经前 3 ~ 4 天疼痛加重,肿块增大,经期后疼痛消失或减轻,肿块可能变小,周而复始。有些患者从乳头溢出少量草黄色或棕黄色透明液体,亦有血性液体溢出,活体组织检查可协助诊断。

● 偏方一

[组成] 瓜蒌、连翘、川芎、香附、红花、泽兰、寄生、大黄、芒硝、丝瓜络、鸡血藤各30克。

[用法] 共捣碎混匀,分装两个布袋内,其大小以覆盖乳房为宜,药末放锅中蒸热,外敷乳房,凉则再换,两药袋交替应用。每次30~60分钟,每日1~2次,每剂药可用10次左右。可配合内服逍遥丸。

● 偏方二

[组成] 大黄50克,芒硝50克,生南星15克,露蜂房20克。

[用法] 共研细末,与凡士林调和敷患处,每次2小时,每日换药1次,10日1疗程。

● 偏方三

[组成] 香附子120克,陈酒、米醋各适量。

[用法] 香附子研末,陈酒、米醋酌量,以拌湿药末为度,捣烂后制成饼蒸熟,1日1次,干燥后再蒸,轮流外敷患处,5日换药再敷。

● 偏方四

[组成] 青皮120克,米醋1000克。

[用法] 将青皮浸入米醋1昼夜,然后晾干,烘焦研末,用冷开水调成糊状敷患处,外盖纱布,胶布固定。

● 偏方五

[组成] 公英、木香、当归、白芷、薄荷、栀子各30克,地丁、瓜蒌、黄芪、郁金各18克,麝香4克。

[用法] 共研成末(名乳脐散)。每次用药前,先用75%的酒精将脐部清洗干净,晾干后把药末0.4克敷脐部,随后用干棉球轻压上,按摩片刻后用4厘米×4厘米大小的普

通医用胶布密封贴紧脐上。以后每 3 天用同样方法更换 1 次,8 次为 1 疗程。

● **偏方六**

[组成] 王不留行 20 克,白花蛇舌草 20 克,白芍 21 克,土贝母 21 克,穿山甲 30 克,昆布 30 克,木鳖子 18 克,莪术 18 克,丝瓜络 15 克,乳香、没药各 10 克,血竭 10 克,麻油、黄丹各适量。

[用法] 前 10 味药入麻油内煎熬至枯,去渣滤净,加入黄丹充分搅匀,熬至滴水成珠,再加乳香、没药、血竭,搅匀成膏,倒入凉水中浸泡,半月后取出,隔水烊化,摊于布上,用时将膏药烘热,贴于肿块或疼痛部位。7 天换药 1 次,3 次为 1 疗程,疗程间隔 3～5 天。

● **偏方七**

[组成] 三棱、莪术、水蛭、天花粉各 30 克。

[用法] 将诸药晒干,碾粉,分 15 份,每次取 1 份,以凡士林调敷患处。

● **偏方八**

[组成] 王不留行 20 克,赤芍 21 克,山甲 30 克,木鳖子 18 克,乳香 10 克,没药 10 克,丝瓜络 15 克,土贝母 21 克,昆布 30 克,莪术 18 克,血竭 10 克,白花蛇舌草 20 克。

[用法] 除乳香、没药、血竭外,余药入麻油内煎熬至药枯,去渣滤净,加入黄丹,充分搅匀,熬至滴水成珠,不黏手为度,再加入乳香、没药、血竭搅匀为膏,然后倒入凉水中浸泡,半月后取出,隔火烊化,摊布上备用。用时将药膏烘热,撕开药布贴于肿块或疼痛部位。7 天换药 1 次,3 次为 1 疗程。疗程间停药 3～5 天。

14. 鞘膜积液

鞘膜积液是指睾丸鞘膜囊内积聚的浆液多于正常量而形成

的囊肿。俗称"偏坠"或"偏气"。主要表现为阴囊内出现逐渐增大的肿物,肿物表面光滑,有囊性感,肿物多为卵圆形,一般不引起疼痛,肿物较大时有下坠感,过大则影响行动。阴囊皮肤正常,不红不肿不疼痛。用手电筒在暗处照射(透光试验)可以透过,常为一侧发生,也可双侧发生。本病属于中医"水疝""阴肿"的范畴。多见于儿童。

● **偏方一**

[组成] 五倍子、枯矾各10克。

[用法] 每日1剂,加水约360毫升,煎半小时,晾至微温,将阴囊放入药液内浸洗,并用纱布湿敷患处。每日2~3次,每次20~30分钟。用药前先以温水洗净外阴部,下次用药需加温后再用。

● **偏方二**

[组成] 炒桃仁、杏仁各30克,川楝子60克,蓖麻子120克,麝香1.5克。

[用法] 将前4味药共捣如膏泥,加入麝香拌匀,分5次平摊于布上,夜间入睡时贴敷患处,天明取掉。

● **偏方三**

[组成] 小茴香60克,食盐30克。

[用法] 放铁锅中微火炒热,装入布袋内,热敷患侧阴囊,每日1~2次。

● **偏方四**

[组成] 八角茴香、大枣各适量,蜂蜜少许。

[用法] 将八角茴香、大枣共研细面,用蜂蜜调成药饼,敷于肚脐,再用小茴香、老尘土装入布袋热敷于阴囊上,每次20分钟。

● **偏方五**

[组成] 金银花、蝉蜕各30克,紫苏叶15克。

[用法] 将上药水煎两次,去渣取液混合,用纱布蘸药液外洗或

热敷患处,每次 30 分钟,每日 2～3 次。每剂药可用 2
～3 天。适用于小儿鞘膜积液。

15．烧伤

烧伤常因火焰、烈火、沸水、滚油、电灼以及强酸强碱伤等对
人体造成的急性损伤。临床根据烧伤面积和深度不同,分为Ⅰ
度、浅Ⅱ度、深Ⅱ、Ⅲ度烧伤。Ⅰ度烧伤:见轻度红肿热痛,感觉
过敏,表面干燥,无水泡,一般 2～3 天后脱屑痊愈,不留瘢痕;浅
Ⅱ度烧伤:剧痛,感觉过敏,有水泡,泡皮剥脱后可见创面均匀发
红,潮湿水肿明显,一般两周后愈合,不留瘢痕,可有色素沉着;深
Ⅱ度:痛觉迟钝,有或无水泡,基底苍白,间有红色斑点,创面潮
湿,拔毛时痛,毛根有正常解剖结构,一般 3～4 周愈合,留有轻度
瘢痕;Ⅲ度烧伤:皮肤痛觉消失,无弹性,干燥无水泡,如皮革状,
蜡白焦黄或炭化,拔毛不痛,毛根无正常解剖结构,数日后可见粗
大树枝栓塞血管,一般 3～5 周后焦痂脱落形成肉芽创面,小面积
者可由周围上皮爬行愈合,留下瘢痕,大面积需要植皮才能愈合。
大面积和深度烧伤,可出现口干、尿少、烦躁不安乃至皮肤苍白、
四肢厥冷、血压下降、脉微欲绝的危重证候。

● 偏方一

[组成] 生石灰 6 克,生石膏 6 克,生大黄 3 克,生龙骨 9 克,冰
片 1.5 克。

[用法] 冰片另研细面,余药共研细,然后搅匀,以香油调成糊
状,密封贮瓶备用。先用 1% 新洁尔灭溶液清洗创面,
擦干水分,将油膏敷于患处,1 日 2 次。适用于烧伤。
面部烧伤,敷用时切忌药物进入眼内。局部有水泡者,
常规消毒剪破水泡后再敷用。

● 偏方二

[组成] 地龙 60 克,白糖适量。

[用法] 将地龙捣烂,调拌白糖,外敷患处。适用于烧伤。

●偏方三

[组成] 紫草、忍冬藤、白芷、黄蜡各 30 克,麻油 750 毫升。

[用法] 先将麻油小火加热,再放入紫草、忍冬藤、白芷,炸枯去渣,加黄蜡熔化而成。浸入无菌纱布,清创后,在创面上盖一层药油纱布,外加纱布和棉垫,以绷带均匀地环绕包扎。应紧贴创面,不留空隙。如无感染,不必换敷料,待 1～2 周后打开,创面多已愈合。

●偏方四

[组成] 当归 100 克,紫草 10 克,白芷 25 克,白醋 100 克,甘草 60 克,血竭、轻粉各 20 克,麻油 500 克。

[用法] 将当归、甘草、紫草、白芷浸入麻油内一夜后,用小火煎至药枯,去渣滤油,再熬至滴水成珠时,加入轻粉、血竭调和后离火 20～30 分钟便凝结成膏,呈红紫色。将药膏均匀涂纱布上,敷贴患处。

●偏方五

[组成] 大黄、升麻各等份。

[用法] 上药共研成极细末,用麻油适量调成糊状,烧伤创面经清创后,将药薄贴创面上。每日上药 1～2 次,感染严重者可增加上药次数,10 日为 1 疗程。

●偏方六

[组成] 大黄、地榆各等量。

[用法] 共研极细末,临用时加入少许冰片,撒布于创面上。用于烧伤表皮脱落,形成渗液创面者。

●偏方七

[组成] 生大黄末 30 克,鸡蛋黄适量。

[用法] 取鸡蛋黄炼油后,调大黄末和匀,涂患处,1 日 1 次。

●偏方八

[组成] 黄连、黄芩、黄柏各等量。

[用法] 共研细粉。取 20 克药粉加枯矾 5 克,放入麻油或石蜡

油 1000 毫升内,进行高压灭菌,然后再加入冰片 5 克,用时直接涂敷于创面。可促使创面干燥,形成结痂。

● 偏方九

[组成] 黄芩、黄柏、儿茶各 100 克。

[用法] 共研细,浸泡于 80% 的酒精 1000 毫升内,24 小时后过滤而成。每 2~4 小时喷洒创面 1 次,结痂后每日用 3~4 次。

● 偏方十

[组成] 麦饭石 50 克,当归 25 克,丹参 25 克,白芷 50 克,黄柏 25 克,乳香 20 克,没药 20 克,蜂蜡 100 克,麻油 100 克。

[用法] 将当归、丹参、白芷、黄柏放入麻油内浸泡 1 周,每天搅拌两次。然后用通火煎熬,不停搅拌,煎至白芷微黄时即可捞出药渣,再下麦饭石粉,乳、没粉,煎半小时许,将药油过滤去渣,然后将蜂蜡放入药油内继续煎半小时离火,冷却成膏,用时将创面清创后,将药膏均匀地抹在纱布上,药厚 1~2 毫米,每天换药 1 次。适用于烧伤。

● 偏方十一

[组成] 75% 酒精适量,京万红烧伤膏 1 支。

[用法] 烧烫伤后,立即将创面用 75% 酒精浸湿纱布持续湿敷。0.5~1 小时换 1 次,连续 12~24 小时。湿敷后创面疼痛即消失,停止湿敷后外涂敷京万红膏,直至愈合。适用于 I 度烧伤。

● 偏方十二

[组成] 生石灰 20 克,麻油 5 克,冰片 3 克。

[用法] 上药捣碎,调成糊状,外敷患处。适用于 I 度烧伤。

● 偏方十三

[组成] 地榆炭、大黄、黄柏各 180 克,乳香、紫草、五倍子、白芷、川芎、升麻、黄芩、桃仁、没药、赤芍、胡黄连各 60 克,生地、金银花、当归、白蔹、旱莲草各 120 克,红花、木鳖子

各 30 克,黄连 90 克,荔枝草适量,黄白蜡 3000 克,麻油 12.5 千克。

[用法] 除紫草、金银花、红花后下外,余药放入麻油内先浸泡两天,再用小火煎熬,见白芷褐色为度,过滤去渣,加蜡收膏,无菌纱布浸入药膏中,用油膏纱布包扎焦痂,能促进焦痂溶解分离脱落。

● 偏方十四

[组成] 白术、黄柏、防己、木瓜、元胡、郁金、生地榆各 30 克,白芨(切片)60 克,冰片 3 克,煅石膏粉、煅甘石粉各 240 克,麻油 1000 毫升。

[用法] 将前 8 味药加入麻油内熬至褐色为止,过滤去渣,取净油,然后与炉甘石粉、石膏粉、冰片调匀,直接涂于创面;或过滤净油再熬,至滴水成珠时加入石膏、甘石粉,加热无浮油,约 2 小时,成半固体膏状即停火,待温后再加入冰片搅匀。将药膏薄薄地涂于不吸水的白纸上敷贴患处,能促进焦痂溶解分离脱落。

● 偏方十五

[组成] 令箭荷花。

[用法] 将令箭荷花的茎取下,用刀顺扁形以横剖一分为二,将肉汁之面(内面)先均匀涂擦患处,使汁液盖烫伤部位 2 分钟左右,再换 1 块敷贴患处,20 分钟左右即可。

● 偏方十六

[组成] 桑枝 60 克,大黄 60 克,地榆 60 克,白芷 100 克,川椒 8 克,轻粉 4.6 克,月石 8 克,白蜡末 15 克,猪油 2500 克。

[用法] 将桑枝、大黄、地榆、白芷、川椒拌猪油小火煎,滤去渣,加轻粉、月石、白蜡调匀,把纱布块浸入药油,凉后成膏备用。常规消毒清创后,将膏敷于创面,每日换药 1 次,创面较浅的或分泌物较少的,可隔日 1 次。适用于烧伤、骨折等创面感染。

●**偏方十七**

[组成] 鲜红土瓜根适量。

[用法] 捣烂,外敷患处。用于火烫伤。

●**偏方十八**

[组成] 土大黄根适量。

[用法] 研末,麻油调敷伤处。

●**偏方十九**

[组成] 龙骨、生石膏、大黄、儿茶各等份。

[用法] 共研极细末,冷茶水调稀糊状,敷患处。敷后用纱布盖好(面部可不盖),隔日换药 1 次。

●**偏方二十**

[组成] 全蝎 45 只,蟾蜍 7~10 只,麻油 1000 克,鲜蛋黄 500 克。

[用法] 上药煎后去渣,装瓶备用。用时,先用生理盐水或 1∶1000 的新洁尔灭液,清洗干净创面上的脓性分泌物,用生肌油纱布按创面大小贴敷,行半暴露或包扎疗法。对无脓性分泌物的创面,一般不用换药即可治愈,对脓性分泌物较多的创面,每日换药 1 次,直至创面愈合为止。适用于大面积烧伤后期,残余创面反复溃烂感染,难以愈合者。

●**偏方二十一**

[组成] 明矾、五倍子等量,芝麻油适量。

[用法] 将明矾、五倍子研成细末,麻油调成糊状,涂患处。

●**偏方二十二**

[组成] 白糖 30 克,冰片 3 克。

[用法] 用砂锅将白糖炒黑,成块为度,加冰片细末,用香油调涂伤处。

●**偏方二十三**

[组成] 地榆根适量。

[用法] 炒炭,磨粉,用麻油调成 50%的软膏,涂于创面,每日数次。

114

● **偏方二十四**

[组成] 竹中蠹虫末适量。

[用法] 调涂患处。

● **偏方二十五**

[组成] 冰片 10 克,朱砂 5 克,香油 100 毫升。

[用法] 先将香油倒入铝锅熬开,后把朱砂、冰片放入,加热成红褐色,即成膏,将创面消毒后涂膏,每日 1 次。

● **偏方二十六**

[组成] 鸡蛋黄熬油。

[用法] 取油少许加入冰片,调和,涂患处。用于烧伤、湿疹、耳脓。

● **偏方二十七**

[组成] 侧柏叶适量。

[用法] 入臼中捣烂如泥,冷水调做膏,涂敷于伤处,用纱布固定。用于烧烫伤。

● **偏方二十八**

[组成] 鲜南瓜藤适量。

[用法] 捣烂取汁,涂伤处。每日数次。

● **偏方二十九**

[组成] 紫草 3 克,当归 15 克,麻油 120 克。

[用法] 上 3 味同熬药枯,滤清去渣,将油再熬,加黄蜡 15 克,熔化,冷却,涂伤处。

● **偏方三十**

[组成] 女贞叶、酸枣树皮、金樱子树皮各适量。

[用法] 麻油熬成膏,涂擦患处。

● **偏方三十一**

[组成] 火麻仁、黄柏、栀子各适量。

[用法] 共研末,调猪脂,涂患处。

● **偏方三十二**

[组成] 石榴果皮适量。

［用法］研末,麻油调,涂患处。

● 偏方三十三

　　［组成］獾油适量。

　　［用法］涂患处。用于烧烫伤、冻疮。

● 偏方三十四

　　［组成］两面针干根皮适量。

　　［用法］研成粉,先用两面针煎水外洗伤处,再将药末撒于局
　　　　　　部。用于烫伤。

16. 冻伤

　　冻伤是机体受到寒冷侵袭所引起的一种损伤,常发生于手
足、鼻、耳等身体暴露部位或衣鞋窄紧使局部血液循环受阻的部
位。轻者仅伤及皮肤,初起受冻部位皮肤苍白,麻木冰冷,继则红
肿或出现瘀斑,自觉灼热疼痛、发痒,或局部形成大小不等的水
泡,如无感染,水泡逐渐干枯结痂,不久自行脱落而愈;重者皮肤、
皮下组织乃至肌肉骨骼全被冻伤,皮肤由苍白变青蓝色,终成黑
色,周围组织肿胀并出现血性大水泡,伤处麻木,感觉以至于运动
功能完全丧失,以后冻伤组织腐烂形成溃疡。轻度冻伤一般只用
外敷即可,冻伤常有复发倾向,应做好预防治疗。

● 偏方一

　　［用法］将冻伤肢体浸泡于 38～40℃温水内,或用毛巾浸温水
　　　　　　湿敷患处,直至局部皮肤颜色和感觉回复正常后,用干
　　　　　　毛巾擦干,并注意保暖。严禁用火烤加热,也不可用雪
　　　　　　擦摩伤部,以免加重病情。

● 偏方二

　　［组成］大红辣椒 3～4 个。

　　［用法］放烧酒内浸泡 7 天即成,外擦患部,每日 3 次。用于早
　　　　　　期冻伤,局部发红肿胀、痛痒明显者。

● 偏方三

[组成] 蜂蜜、熟猪油各 15 克,樟脑 2 克。

[用法] 调成软膏,涂擦患部。

●偏方四

[组成] 冬青、透骨草、冬瓜皮各 30 克。

[用法] 煎汤趁热浸泡患部,1 日 1 次。

●偏方五

[组成] 生地榆、金银花、紫花地丁各 30 克,芫花、生甘草、五倍子各 15 克,茄秸一束。

[用法] 煎汤趁热浸泡患处,1 日 2 次。用于冻伤已破溃者。洗后用玉红膏油纱布换药更佳。

●偏方六

[组成] 独头蒜适量。

[用法] 在阴历六月份,捣烂如泥,于中午晒热,贴易发冻伤处,并在阳光下晒干,忌水洗 1 天。连贴 3 次,可防冻伤复发。

●偏方七

[组成] 杏仁、花粉各 30 克,红枣 10 个,猪胰 3 副。

[用法] 共捣烂如泥,加好酒 4 杯,浸瓷罐内,早晚擦涂手足及面部,可预防冻伤发生。

●偏方八

[组成] 葱须、茄根各 120 克。

[用法] 水煎,浸泡患处。

●偏方九

[组成] 茄秧 1000 克,辣椒秧 500 克。

[用法] 水煎 5 小时,取滤液浓缩成膏,涂患处。

●偏方十

[组成] 干茄梗茎 100 克,芫花、生姜、当归、川椒各 15 克,冰片 5 克。

[用法] 将上药置于 75% 酒精 100 毫升中浸泡 1 周,用纱布过滤,取药液装瓶备用。使用时将患处洗净擦干,用药棉

蘸药液涂擦局部。每日 4~5 次,一般 5~7 天可愈。用于冻疮红肿未破者。

● **偏方十一**

[组成] 山药少许。

[用法] 于新瓦上磨成泥,涂疮口上。

● **偏方十二**

[组成] 大蒜、干姜各 32 克,红辣椒 100 克,樟脑 10 克,白酒 500 毫升。

[用法] 将上药制成溶液,用棉球蘸药液涂患处,并摩擦发热,每日 3~5 次。用于冻疮红肿未破者。

● **偏方十三**

[组成] 当归 100 克,红花 50 克,干姜 50 克,肉桂 100 克,细辛 25 克,樟脑 25 克。

[用法] 浸泡于 70% 酒精中。用时,先用热水轻轻擦洗患处,再擦药液,每日数次,

● **偏方十四**

[组成] 大蒜、花椒各 15 克,猪油 70 克。

[用法] 将大蒜捣烂,花椒研末,放入炼好的猪油内搅匀,制成膏剂,敷于冻伤处。1 日 1 次,用纱布包好。用于冻疮红肿未破者。

● **偏方十五**

[组成] 云南白药适量。

[用法] 用白酒调成糊状,外敷冻伤部位。如破溃,可直接外撒于患处,外用消毒纱布包扎。一般用药 2~3 次即可。

● **偏方十六**

[组成] 马勃或鲜虎耳草适量。

[用法] 将马勃粉敷压在患处,鲜虎耳草捣烂外敷患处。

● **偏方十七**

[组成] 柿子皮适量,菜油适量。

［用法］将柿子皮烧成灰,研极细末,用熟菜油调匀,敷患处,敷后注意保暖,每日 1 次,连用 5~7 天。

● **偏方十八**

［组成］芒硝、黄柏适量。

［用法］冻疮未破溃者,芒硝量大于黄柏 1 倍,已溃破者,黄柏量大于芒硝 1 倍。2 药共为细末,用时用冰片或雪水调敷患处,每日 1 次,未溃破者 4~7 天为 1 疗程,已破溃者 8~11 天为 1 疗程。

● **偏方十九**

［组成］橘皮 3~4 个,生姜 30 克。

［用法］上药加水 200 毫升,煎煮 30 分钟后取药液,用毛巾浸湿敷患处,每日 1 次,每次 20~30 分钟。用于耳轮或鼻尖处冻伤。

● **偏方二十**

［组成］肉桂 2 克,制乳香、制没药各 10 克,冰片、樟脑各 2 克。

［用法］上药分别研细后拌匀,调入适量凡士林即成。用时先用萝卜汤或淡盐水清洗溃烂面,再将此药膏敷患处,2~3 天 1 次。

● **偏方二十一**

［组成］红花、桂枝、川椒、干姜、当归、干辣椒各 30 克,樟脑 10 克,冰片 5 克。

［用法］上药置于 95% 酒精中浸泡 3 天,纱布过滤,装瓶备用。用时将患处洗净擦干,用药棉蘸药敷患处,每日 3~5 次,5~7 日痊愈。

17．外伤血肿

外伤血肿一般指因外伤而引起的皮下组织及小血管破坏而形成以肿胀、疼痛、皮下有瘀斑等为特点的组织内出血。属于中医"瘀血"的范畴。

● **偏方一**

[组成] 赤小豆适量。

[用法] 研末,与鸡蛋清调和敷贴患处。每日 1~2 次。

● **偏方二**

[组成] 生大黄 30 克,五倍子 20 克,生栀子 30 克,白芨 5 克,柑子叶 30 克,芙蓉花叶 30 克。

[用法] 上药共研细粉,取生姜汁煎汁,调敷患处。每日 1 次。

● **偏方三**

[组成] 石蜡适量。

[用法] 将石蜡熔化倒入盘中,制成 2~3 厘米厚的药饼,冷却到 50℃ 左右时,敷贴患处。每次 30~60 分钟,每日 1 次。

● **偏方四**

[组成] 五倍子适量。

[用法] 研细末,和米醋调成糊,外敷血肿处。

● **偏方五**

[组成] 云南白药适量。

[用法] 醋调,外敷患处。

● **偏方六**

[组成] 姜黄、羌活、干姜、栀子、乳香、没药各等份。

[用法] 共研细末,用凡士林调成软膏,外敷患处。

● **偏方七**

[组成] 大黄 10 克,胆草 30 克,香附 80 克,丹皮、黄芩、乳香、白芷各 40 克,黄柏 25 克,栀子 1.2 克,姜黄 40 克,红花 30 克,生石膏 50 克,赤芍、没药各 40 克,麝香 9 克,面粉 100 克。

[用法] 上药共研细末,和面粉拌匀封存备用。用时用蜂蜜或饴糖加水调成糊,外敷患处,每 2~3 天换药 1 次。

● **偏方八**

[组成] 大黄末、姜汁各适量。

［用法］调涂患处。

［出处］《濒湖集简方》载:治疗打扑伤痛,瘀血流注。效能:一夜黑者紫,二夜紫者白也。

18．外伤疼痛

外伤疼痛是指因外力伤害的刺激而引起的疼痛证候。

●偏方一

［组成］姜黄、羌活、干姜、栀子、乳香、没药各等份。

［用法］共研细末,用凡士林调成软膏,外敷患处。

●偏方二

［组成］草乌、南星、白芷各 12 克,细辛 10 克。

［用法］上药共研细末,白酒调敷患处。

●偏方三

［组成］半边莲 500 克,用清水 1500 克煎药,剩 750 克,过滤。

［用法］将渣加水 1500 克再煎成 750 克,然后将两次滤液混合,用慢火浓缩成 500 克,装瓶备用。用时以药棉浸透药液,取出贴敷患处。

●偏方四

［组成］米粉 120 克,乳香、没药各 15 克。

［用法］米粉炒黄,乳香、没药研末,混合后用酒调成膏,贴患处。

●偏方五

［组成］葱头 7 个,面粉 120 克,栀子 10 克,生地榆、血藤各 60 克。

［用法］将上药混合捣烂,用酒熏 7 次,退火后用黄纸贴敷。

●偏方六

［组成］月季花嫩叶适量。

［用法］捣烂敷患处。

●偏方七

［组成］泽兰适量。

［用法］捣烂敷患处。

● **偏方八**

［组成］石菖蒲鲜根适量。

［用法］捣烂外敷。

● **偏方九**

［组成］鲜龙葵叶1把,连须葱白7个。

［用法］切碎,加酒糟适量,同捣烂,敷患处。每日换药1~2次。

● **偏方十**

［组成］白蔹2个,食盐适量。

［用法］共捣烂,外敷。

● **偏方十一**

［组成］半支莲适量。

［用法］捣烂敷患处。

● **偏方十二**

［组成］鲜地锦草适量。

［用法］捣匀,加面粉少许,外敷患处。

● **偏方十三**

［组成］鲜辣蓼适量。

［用法］捣烂外敷。

● **偏方十四**

［组成］鹅不食草适量。

［用法］捣烂,炒热,敷患处。

● **偏方十五**

［组成］野芝麻全草120克,鲜佩兰120克,鲜栀子叶120克。

［用法］共捣烂,外敷。

● **偏方十六**

［组成］骨碎补60克,生姜、菜油、茄粉各少许。

［用法］将骨碎补捣烂,与其余药共炒热,敷患处。

● **偏方十七**

〔组成〕朝天椒 2 个。

〔用法〕捣烂贴痛处,外以纱布覆盖,胶布固定,每天 1~2 次。

● 偏方十八

〔组成〕鲜仙人掌、鲜生姜各适量。

〔用法〕取仙人掌,刮去刺皮,和鲜生姜以 2∶1 的比例捣成泥状,外敷痛处,每天换药 1 次。

● 偏方十九

〔组成〕乌尾丁根适量。

〔用法〕水煎,待冷,每日涂 3~6 次。治疗刀枪伤及跌打肿痛。

● 偏方二十

〔组成〕水蛭适量。

〔用法〕新瓦上焙干,为细末,热酒调下 3 克,食顷更一服,痛止。便将折骨用药封,用物固定。用于跌打骨折。

● 偏方二十一

〔组成〕解骨草适量。

〔用法〕捣烂,敷伤处。适用于跌打损伤筋骨者。生地黄 500 克,生姜 120 克。捣细末,入酒糟 500 克,同炒匀,趁热以布包裹敷伤处,冷即易之,能止痛。用于跌打疼痛及骨折。

● 偏方二十二

〔组成〕大血藤、骨碎补各适量。

〔用法〕共捣烂,外敷伤处。

19．外伤出血

外伤出血是指被锐利的刀、针、玻璃等物刺伤,或硬物擦伤、打击伤而引起皮肤黏膜血管破裂出血。

● 偏方一

〔组成〕小蓟、铁苋菜全草各适量。

〔用法〕将上药捣烂,涂敷患处。

● 偏方二

[组成] 马勃粉适量。

[用法] 直接压敷在伤口处。

● 偏方三

[组成] 毛冬青叶适量,冰片少许。

[用法] 将毛冬青叶晒干研粉,加少许冰片,外敷伤口。

● 偏方四

[组成] 降香6克,五倍子12克,红花10克,血竭12克。

[用法] 上药研成细末,直接敷贴患处。

● 偏方五

[组成] 七叶莲适量。

[用法] 捣烂,敷患处。

● 偏方六

[组成] 人参、田七、白蜡、乳香、降香、血竭、五倍子、牡蛎各
等份。

[用法] 为末,外敷。

● 偏方七

[组成] 鲜茜草适量。

[用法] 洗净捣烂,外敷。

● 偏方八

[组成] 象皮、乳香、龙骨、琥珀、血竭、珊瑚各12克,龙脑6克。

[用法] 先将象皮烧存性,再加诸药研细末,外敷患处。

● 偏方九

[组成] 杨梅适量。

[用法] 和盐共捣如泥,敷伤处。

● 偏方十

[组成] 红紫珠叶适量。

[用法] 研末,撒布伤口。

● 偏方十一

［组成］八角枫叶适量。

［用法］为细末,撒于伤口。

20. 毒蛇咬伤

毒蛇咬伤指有毒腺、毒牙的蛇咬伤人体,以伤口有 2~4 个深大齿痕为特点的有局部和全身中毒症状的病证。根据蛇毒性质分为神经毒中毒:伤口麻痒,一般不红肿,无出血或渗血,常在咬后 1~4 小时后出现视力模糊,眼睑下垂、语言及吞咽困难,共济失调及全身症状,危重者可出现休克、瘫痪等。血循毒中毒:伤口疼痛难忍,局部肿胀并向整个肢体蔓延,伴有伤口出血、水(血)泡或局部组织坏死、附近淋巴结肿痛等,并可见发热、心悸、烦躁不安、说胡话、便血及血尿、全身皮肤黏膜有瘀斑,危重者可出现循环衰竭及肾功能衰竭。混合毒中毒:伤后可出现神经毒和血循毒双重中毒症状。

● 偏方一

［组成］半边莲 12 克,独角莲 12 克,七叶一枝花 12 克,白花蛇舌草 30 克。

［用法］上述药物捣烂。调鸡蛋清外敷患处,1 日 3~4 次。用于各型蛇伤。

● 偏方二

［组成］凤仙花、马齿苋、兔儿伞、虎耳草、葎草的新鲜全草,黄药子的新鲜块茎各适量。

［用法］上药共捣烂如泥,涂敷患处。用于虫蛇咬伤。

● 偏方三

［组成］苎麻根的新鲜根 60 克,黄酒 20 毫升,红糖适量。

［用法］共捣烂如泥,敷患处。

● 偏方四

［组成］新鲜泽兰叶 60 克。

［用法］将新鲜泽兰叶捣烂,敷贴于伤口处,1 日换药 1 次。

● 偏方五

[组成] 雄黄 6 克,大蒜 3 克,白矾 3 克,白芷 9 克。

[用法] 将雄黄、大蒜共捣烂敷咬伤处。或将雄黄、白矾、白芷共研细末,水调敷伤口。

● 偏方六

[组成] 鲜凤尾草适量。

[用法] 捣烂成泥,摊贴伤处。用于毒蛇咬伤及狂犬咬伤肿痛。

● 偏方七

[组成] 腹水草 30 克。

[用法] 洗净,捣烂做饼,贴于囟门,过 1～2 小时腹泻,尿量增加。过 1 日后,中毒现象减轻。

● 偏方八

[组成] 一枝箭鲜品适量。

[用法] 捣烂外敷。适用于毒蛇咬伤,无名肿毒。

● 偏方九

[组成] 一枝蒿、水慈姑各适量。

[用法] 捣烂外敷伤口。或晒干研末,调淘米水,敷伤口。

● 偏方十

[组成] 山豆根适量。

[用法] 水研敷。用于蛇咬、蜘蛛咬、狗咬。

● 偏方十一

[组成] 天仙藤鲜品适量。

[用法] 捣烂敷患处。适用于毒蛇、毒虫咬伤,痔疮肿痛。

● 偏方十二

[用法] 五香藤叶适量。

[用法] 捣烂外敷。用于毒蛇咬伤、狂犬咬伤、疮毒。

● 偏方十三

[组成] 鲜野芋根适量。

[用法] 捣烂如泥,或同井水磨糊状药汁,涂伤口周围及肿处。

●偏方十四

[组成]万年青适量。

[用法]磨糊涂伤处。

●偏方十五

[组成]鲜元宝草适量。

[用法]捣烂敷伤口。

21. 虫咬蜇伤

虫咬蜇伤指蜂、蝎子、蜈蚣及毒蜘蛛等毒虫咬蜇人体后其毒素进入人体而引起的各种过敏反应和毒性反应。以局部肿痛、渗出及溶血等炎症为特点,少数患者的肿痛可蔓延至整个肢体,甚至危及生命。

●偏方一

[组成]独头蒜1头,鲜马齿苋适量。

[用法]用独头蒜擦摩蜇处,或将马齿苋洗净,挤压取汁,将其汁与药涂敷伤口。适用于蜈蚣咬伤。

●偏方二

[组成]蚯蚓屎适量。

[用法]被马蜂蜇伤后,即以蚯蚓屎擦刺伤部位并将其敷上,疼痛立止。适用于马蜂蜇伤。

●偏方三

[组成]活蜗牛1只。

[用法]蝎子蜇伤后,将1只活蜗牛研磨,敷在被蜇处,很快便止痛。适用于蝎子蜇伤。

●偏方四

[组成]夏枯草30克,蒲公英60克,明矾3克,大蜗牛12克。

[用法]上药共捣烂,调拌米醋,外敷患处。

●偏方五

[组成]黄柏5克,玄明粉3克。

［用法］上药加水煎,取药液温敷患处,1日4~6次。适用于各型虫咬蜇伤。

● **偏方六**

［组成］明雄黄3克,香白芷12克,蚤休3克,半边莲12克,垂盆草30克,徐长卿12克。

［用法］上药研末,调凡士林,外敷患处。用于各型毒虫咬伤。

● **偏方七**

［组成］韭菜20~50克。

［用法］取韭菜研磨成泥,敷咬伤处。适用于臭虫咬伤。

● **偏方八**

［组成］蜘蛛1只。

［用法］将蜘蛛研末,外敷患处。用于蝎子蜇伤。

● **偏方九**

［组成］鲜苍耳茎叶、白矾、雄黄各适量。

［用法］诸药共捣成膏,外敷于蜇伤处。适用于蜂蜇伤、虫咬性皮炎。

● **偏方十**

［组成］山豆根适量。

［用法］水研敷。用于蛇咬、蜘蛛咬、狗咬。

● **偏方十一**

［组成］天仙藤鲜品适量。

［用法］捣烂敷患处。适用于毒蛇、毒虫咬伤,痔疮肿痛。

● **偏方十二**

［组成］朱砂末适量。

［用法］水调涂伤处。用于蜂蜇伤。

● **偏方十三**

［组成］鲜苦菜适量。

［用法］取汁涂。用于蜂蜇伤。

● **偏方十四**

［组成］土三七叶适量。

［用法］取汁叶,涂患处。用于毒虫蜇伤。

●**偏方十五**

［组成］马齿苋适量。

［用法］取汁涂患处。用于蜈蚣咬伤。

●**偏方十六**

［组成］乌蔹莓鲜叶适量。

［用法］煎水洗伤处。治疗蜂蜇伤。

●**偏方十七**

［组成］野菊花根适量。

［用法］研末或捣烂敷伤口周围。治疗蜈蚣咬伤。

●**偏方十八**

［组成］益母草适量。

［用法］细切,和醋炒,敷伤处。治疗马咬伤。

22. 落枕

　　落枕是以颈部疼痛、活动受限为主要症状的常见的颈部软组织损伤。好发于青壮年,以冬春季多见。本病主要由于颈部损伤如夜间睡眠姿势不良,头颈长时间处于过度偏转的位置,或因睡眠时枕头过高、过低、过硬,使头颈处于过伸、过屈状态,局部肌筋僵硬不和,气血运行受限;或感受风寒,使颈部气血凝滞,筋络痹阻,经筋挛缩而引起。一般患者晨起突感一侧颈后及上背部疼痛不适,头常歪向患侧,不能旋转后顾。严重者俯仰困难,甚至头部僵直于异常位置,疼痛可牵及肩部。颈部肌肉有触疼,头颈主动、被动活动均受限,轻轻搬动则剧痛难忍。

●**偏方一**

［组成］生川乌、生草乌、生南星、樟脑、栀子、羌活、独活、路路　　　　通、花椒、苏木、蒲黄、香樟木、赤芍、红花各9克。

［用法］泡入白酒中,用药酒涂擦患处,直至患处发热发红。每

日 3 次。

● **偏方二**

[组成] 葱白、生姜各适量。

[用法] 上药捣烂,炒热,布包热敷患处,每次 30 分钟,每日 1～2 次。

● **偏方三**

[组成] 木瓜 60 克,土鳖 60 克,大黄 150 克,蒲公英 60 克,栀子 30 克,乳香、没药各 15 克。

[用法] 上药研为末,备用。用时取药末与凡士林调膏外敷患处,每日 1 次,3 次为 1 疗程。

● **偏方四**

[组成] 鲜毛茛全叶适量,红糖少许。

[用法] 共捣烂如膏状,制成如黄豆大 3 粒,贴于疼痛处及 1～2 个穴位上,敷贴穴位有:天柱、肩外俞、悬钟、后溪,各穴交替使用。贴药后外盖纱布,胶布固定。24 小时后去除,一般贴 2～3 次。若贴药 1～4 小时后局部出现烧灼痛感,并且局部起泡,可将药揭去,按常规处理。本药有毒,外敷面积不宜过大,勿入口、眼。

● **偏方五**

[组成] 麝香追风膏或伤湿止痛膏。

[用法] 外贴痛处。

● **偏方六**

[组成] 冰块适量。

[用法] 隔毛巾用手握住冰块贴敷患处并推动按摩,每次 10～15 分钟,每日 1～2 次。

23. 颈椎病

颈椎病又称颈椎综合征,是由于颈部长期劳损、椎间盘组织或骨与关节发生退行性变,影响邻近的神经、脊髓、椎动脉而导致的以颈项及肩背疼痛、麻木、活动受限等症状为特点的综合征。属中医"痹证""痿证""颈筋急"等范畴。

● **偏方一**

[组成] 当归、羌活、藁本、制川乌、川芎、赤芍、红花、地龙、血竭、菖蒲、灯心、细辛、桂枝、丹参、防风、莱菔子、威灵仙、乳香、没药、冰片。

[用法] 将上药粉碎成粗末,填入枕头,患者每日枕用6小时以上,连用3～6个月。

● **偏方二**

[组成] 三七6克,川芎、杜仲、天麻、白芷各12克,血竭、乳香、没药各10克,川椒6克,麝香少许。

[用法] 前10味共研细末,放入150毫升白酒中微火加热成糊状,或用米醋拌成糊状,摊在纱布上,将麝香撒在上面,敷患处。干后可将药重新调成糊状再用,每剂药连用3～5次,15次为1疗程。适用于各型颈椎病。

● **偏方三**

[组成] 伸筋草、透骨草、荆芥、防风、防己、附子、千年健、威灵仙、桂枝、路路通、秦艽、羌活、麻黄、红花各30克。

[用法] 研成粗末,装入布袋,每袋装150克,水煮20～30分钟,用药袋热敷患处,每次30分钟,每日1次。两个月1疗程,每袋药用2～3次。适用于各型颈椎病。注意药袋热度以能耐受,不烫伤皮肤为度。

● **偏方四**

[组成] 伸筋草、五加皮、乳香、没药各12克,秦艽、当归、红花、土鳖虫、路路通、桑叶、桂枝、骨碎补、川乌、草乌各9克。

[用法] 加水煮20分钟,趁热洗患部,每日1次,每次20分钟,7次为1疗程。用于各型颈椎病。

● **偏方五**

［组成］白花蛇 10 克,麝香 15 克,肉桂、乳香、没药、川草乌、川椒、白芥子各 5 克,冰片少许。

［用法］先将白花蛇焙黄,乳香、没药去油后在同上药共为细末,装瓶备用。用时在胶布上撒药粉少许,贴在患处压痛最明显处。适用于神经根性颈椎病。同时配服葛根、威灵仙各 20 克,全蝎 6 克,透骨草、仙灵脾、白芍、狗脊、鸡血藤、木瓜各 15 克,桑枝 10 克,青风藤 12 克。

● 偏方六

［组成］吴茱萸 150～300 克。

［用法］研为细末,备用。用时取适量药末加黄酒拌匀,放锅内加热,搅成糊状,趁热摊于布上,贴于大椎、大杼、肩髃、肩井、后溪穴上,冷后再换,再贴。

● 偏方七

［组成］青风藤、海风藤、羌活、独活、藤黄、木瓜、麻黄、当归、川芎、生川乌、生草乌、地龙、土鳖、补骨脂、杜仲、牛膝各适量。

［用法］外敷疼痛处,7 天换药 1 次,7 天为 1 疗程。

● 偏方八

［组成］麝香 0.1 克,藤黄 1.5 克,朱砂 1.5 克,冰片 1.5 克,壁虎 1 只(焙干取一半)。

［用法］上药共为细末,用醋(如局部疼痛发冷者可用白酒或黄酒)调成糊状,将杏核大小药膏置胶布中央,贴于增生部位及相应穴位上,隔日 1 次,10 次为 1 疗程。适用于颈椎及其他部位骨质增生。

24. 肩关节周围炎

肩关节周围炎简称肩周炎,是指肩关节周围的肌肉、肌腱、滑囊及关节囊等软组织病变而以肩部疼痛,功能受限为特征的病证。属中医"肩痹""漏肩风"的范畴。好发于 50 岁左右的成年人。故又有"五十肩"之称。本病的病因多由于年老体弱,肝肾亏虚,气血虚衰;或风寒湿邪侵袭;或外伤劳损,血不荣筋,痰浊瘀阻经脉所致。肩周炎主要表现为 3 期,第一期为肩部疼痛期:肩关节广泛性的疼痛,多在肩关节的前方和后方,有时向颈、头和前臂放射,昼轻夜重,多数患者因肩部疼痛而影响睡眠。第二期为运动障碍期:主要表现为关节运动障碍,肩关节上举、后伸、内收、外展、内旋等动作均受限。肩关节疼痛较第一期明显减轻。梳头、穿衣等日常活动难以进行,患者有明显的扛肩现象。第三期为固定期:患肩疼痛明显减轻,运动障碍,关节固定,肌肉萎缩,尤其以三角肌明显。

- ●偏方一

  [组成] 斑蝥和大蒜汁。

  [用法] 做饼,贴于肩髃、天宗、肩井、巨骨、肩贞、肩前、曲池、条口等穴,一次贴 2 ~ 3 个穴,发泡。

- ●偏方二

  [组成] 生川乌、生草乌、樟脑、白芥子各等份。

  [用法] 捣细末,食醋调成糊状,敷肩部,上盖热水袋热敷,每次 30 分钟,早晚各 1 次。

- ●偏方三

  [组成] 天南星、生川乌、生草乌、羌活、苍术、姜黄、生半夏各 20 克,白附子、白芷、乳香、没药各 15 克,红花、细辛各 10 克。

  [用法] 共研细末,加醋、蜂蜜、白酒和葱白共捣烂,再加生姜适量,白胡椒 30 粒(研碎),共同炒热后装入布袋,趁热敷熨患处,每次 30 分钟,每日 2 次,5 ~ 7 天为 1 疗程。适用于风寒型肩周炎。

- ●偏方四

  [组成] 当归、川芎、红花、天麻、续断、牛膝、秦艽、独活各 30 克,桑白皮 180 克,生南星、生半夏、生草乌、生川乌各 240 克。

  [用法] 共研细末,加桐油 2500 毫升,黄丹 1000 克,炼制成膏,

取适量贴敷患处,隔日1次,10次为1疗程。适用于各型肩周炎。

- **偏方五**

  [组成] 铁屑500克,陈醋60~70毫升。

  [用法] 先取温水适量与陈醋混合(水:醋=6:4),再与铁屑混合拌匀,装入布袋,以棉垫包裹,热敷患处,每次15~30分钟,每日1次,12~15次为1疗程。适用于风寒型肩周炎。

- **偏方六**

  [组成] 芒硝50克,马钱子、黑老虎各100克。

  [用法] 水煎熏洗患处,每次20分钟。每日2次,3~5次为1疗程。适用于各型肩周炎。

- **偏方七**

  [组成] 川芎、细辛、丹参、羌活、黑附片、乳香、没药、桑枝、红花、桂枝各等份。

  [用法] 加工成粗末作枕心,成年使用。适用于各型肩周炎。

- **偏方八**

  [组成] 生甘草、生川乌、生草乌各5000克,松香500克,黄丹180克,白矾60克,白芨粉280克,细辛、白胡椒各15克,冰片6克。

  [用法] 将前3味药加水2000毫升,先泡后熬,取汁去渣,将药汁放在锅内放入松香,再熬至熔化冒白烟,待水分干冒青烟时,把松香倒在干净的水泥地上,次日取药研粉,取制好的松香360克,加入黄丹、白矾混匀,再加白芨粉装瓶备用。细辛、白胡椒研细粉装瓶备用。将双层纱布摊于盘中,均匀撒上松香粉,用95%酒精浸湿燃烧,待药粉微变黑时灭火,再撒上少许细辛胡椒粉,贴敷患处,外用棉垫绷带包扎,隔日敷药1次,3次为1疗程。

● **偏方九**

［组成］葱、蒜、生姜各取鲜汁 300 毫升,醋 300 毫升,灰面 60
克,牛皮胶 120 克,凤仙花汁 100 毫升。

［用法］先将葱、蒜、姜汁与醋混合,放锅中加热,熬至极浓时,
加入牛皮胶融化,再加灰面搅拌均匀,略熬成膏。取 8
平方厘米胶布数块,将膏药摊中间,分别贴于肩髎、肩
髃、曲池,每日 1 次。

25. 腰肌劳损

腰肌劳损又称功能性腰痛,指腰部的累积性肌纤维、筋膜及
韧带等软组织损伤,以发病缓慢、腰部酸痛为特点的病证。属中
医"痹证""痿证"等范畴。以腰背部酸胀痛、休息时轻,劳累后加
重,遇阴冷天气或处于阴冷环境时加重。部分患者在骶髂后面、
骶骨后部臀肌止处或腰椎槽突处有压痛,X 线摄片无特殊显示。

● **偏方一**

［组成］生马钱子、透骨草、生穿山甲、汉防己、乳香、没药、王不
留行、细辛、五加皮、豨莶草、独活、生草乌、五倍子、肉
桂、枳实、牛蒡子、血余、干姜各 10 克,全蝎、威灵仙、生
大黄、泽兰叶、丝瓜络、麻黄、土鳖虫、防风各 12 克,归
尾 15 克,蜈蚣 4 条,功劳叶、甘遂各 30 克。

［用法］上药经香油 2000 克煎枯去渣,再熬药油至滴水成珠时
下黄丹 1000 克,制成膏备用,选肾俞及痛点敷贴,3～5
天换 1 次,1 个月为 1 疗程。

● **偏方二**

［组成］葱白 30 克,大黄 6 克。

［用法］将上药捣烂炒热外敷痛处。

● **偏方三**

［组成］鸡屎白、麦麸各 250 克。

［用法］上药放锅内用慢火炒热时加入酒精,混匀后用布包好

敷于患处,热散后取下,次日可再炒热加酒精使用,连用 4～5 次后弃去。每日 1 次,7～10 天为 1 疗程。

●偏方四

[组成] 生川乌 15 克,食盐少许。

[用法] 上药混合捣成膏,将药膏摊于肾俞、腰眼穴上,盖纱布,胶布固定,每日 1 换。适用于腰肌劳损及其他原因引起的腰痛。

26. 踝关节扭伤

踝关节扭伤是指踝关节遭受内翻、外翻和扭转牵拉外力,而引起的踝部筋肉损伤的病证。以踝关节肿胀、疼痛、皮下瘀血、走路跛行、踝关节功能活动障碍为特征。X 线摄片无特殊显示。属中医"筋伤""崴脚"范畴。外踝伤筋者表现为外踝部前下方肿胀、压痛明显,局部有瘀斑,足着地用力时疼痛加剧,足被动内翻时疼痛加剧,而外翻时疼痛则不明显。内踝伤筋者表现为内踝部前下方肿胀、压痛明显,局部有瘀斑,足被动外翻时疼痛加剧。

●偏方一

[组成] 五倍子 50 克,栀子、生草乌、大黄、生南星各 30 克,土鳖、乳香、没药各 20 克,细辛 10 克。

[用法] 共研末,取适量醋调敷患处,每日 1～2 次,10 次为 1 疗程。

●偏方二

[组成] 茴香、樟脑各 15 克,红花、丁香各 9 克。

[用法] 浸泡于白酒 300 毫升中,用棉花蘸药酒摩擦患处,每次 5～10 分钟,每日 2～3 次。

●偏方三

[组成] 红花 30 克,当归 15 克,苏木 20 克。

[用法] 水煎熬稠,用纱布数层包裹药渣敷贴患处,将药液淋撒其上,凉则换,每次 10～20 分钟,每日 2 次。

●偏方四

[组成] 大葱适量。

[用法] 捣烂,炒热敷患处,凉则换,每次20~40分钟,每日1~2次,3~5次为1疗程。

●偏方五

[组成] 石蜡适量。

[用法] 制成约50℃的温热药饼,敷贴于患处,每日1次,3~5次为1疗程。

●偏方六

[组成] 木瓜60克,栀子30克,生大黄150克,蒲公英60克,土鳖、黄柏、乳香、没药各30克。

[用法] 共研细末,与凡士林调敷,每日1次,3~5次为1疗程。也可用于膝关节扭伤。

●偏方七

[组成] 附子、细辛各200克,红花、没药、川芎各250克,黄柏、白芍、甘草各200克,樟脑100克。

[用法] 以70%酒精5000毫升浸泡1周,过滤取药液1000毫升备用,用时取药液适量湿敷患处,局部配合红外线理疗仪照射,每次20~30分钟,每日1次,7次为1疗程。

●偏方八

[组成] 鲜韭菜250克,盐末3克,酒30克。

[用法] 将鲜韭菜切碎,放盐,用小木棰捣烂成泥,外敷患处,外用纱布包扎固定,再将酒分次倒于纱布上,保持纱布湿润。敷3~4小时后去掉韭菜泥和纱布,第二天再敷1次。

●偏方九

[组成] 栀子两份,乌药、桃树枝、樟树枝各1份,50%酒精适量。

[用法] 将上药研末,以水和50%酒精各半调成糊状,再加适量面粉混合搅匀,摊在塑料布上,厚约0.3厘米,敷于患处,绷带包扎固定,以防药液外渗,冬季2~3天换药1

次,夏季 1~2 天换药 1 次,以保持湿润为度。用于踝关
节、膝关节扭伤。

● **偏方十**

[组成] 生山栀、大黄各等份。

[用法] 共研细粉消毒后备用,将扭伤部位洗净后去药粉适量,
24 小时以内就诊者醋调敷患处,24 小时以后就诊者以
酒精调敷,敷药范围以直径大于肿区 2 厘米为度,约厚
0.5 厘米,用塑料布包扎固定,一般 2 小时换药 1 次。
若药物干燥可用酒精直接外滴以保持湿润,也可原药
重新调敷。治疗关节扭伤。

● **偏方十一**

[组成] 三七全草适量。

[用法] 洗净后放入 75% 酒精溶液中浸泡 15 分钟,取出捣烂备
用,冲洗扭伤部位,按肿胀部位的范围取药适量外敷,
36 小时以内就诊者以食醋调敷,36 小时以后就诊者以
酒精或白酒调敷。有皮肤破溃者,按常规清创消毒后
调敷上药,药厚 1 厘米,用塑料薄膜及绷带包扎固定,
24 小时换药 1 次,若药干,可用原药重新调敷或用醋直
接外滴以保持湿润。适用于急性关节扭伤。

● **偏方十二**

[组成] 伸筋草、透骨草各 15 克,五加皮、三棱、莪术、秦艽、海桐
皮各 12 克,牛膝、木瓜、红花、苏木各 9 克。

[用法] 加水煎,先熏后洗患处,每次 20~40 分钟,每日 2 次,5
~7 次为 1 疗程。

27. 软组织损伤

软组织损伤是一种无骨折、无脱臼、无皮肉破损的常见外伤
疾患。常由于跌扑、闪挫、扭伤等所致。中医称"扭挫伤""伤
筋"。患者有外伤史,损伤部位见红肿、疼痛、皮下瘀血等症。

138

●偏方一

[组成] 生栀子仁 90 克,白芷 30 克,生南星、生半夏、生川乌、生草乌、细辛、土鳖、制乳香、制没药、红花、当归尾各 9 克。

[用法] 上药烘干后共研细末,用饴糖和开水或酒或醋拌匀成膏备用。用时将适量药膏摊在棉垫或卫生纸上敷患处,外用绷带包扎,每日换药 1 次。适用于软组织挫伤,关节软组织挫伤,骨折或脱位的早期、肢体肿胀疼痛者。

●偏方二

[组成] 大黄 6 克,栀子 12 克,木瓜 20 克,姜黄 3 克,黄柏 12 克,乳香 20 克,鸡血藤 30 克,桃仁 12 克,红花 6 克。

[用法] 将药物研细末,与凡士林调拌,外敷损伤处。

●偏方三

[组成] 大黄 1000 克,胆草 3000 克,香附 8000 克,丹皮、黄芩、乳香、白芷各 4000 克,黄柏 2500 克,栀仁 124 克,姜黄 4000 克,红花 3000 克,生石膏 5000 克,赤芍、没药各 4000 克,麝香 1 克、500 克面粉。

[用法] 上药配料后,共研细末,按配方掺入面粉和匀封贮。使用时以蜂蜜或饴糖、凡士林油膏加冷开水调成软糊状备用,然后据肢体伤面大小敷贴于患处包扎。2～3 天更换 1 次。皮创渗血感染者忌用。

●偏方四

[组成] 樟脑 9 克,冰片 0.5 克,白芷、当归、大黄、黄芩各 40 克,乳香、没药、红花、续断各 30 克,木香 20 克。

[用法] 先将樟脑、冰片研细另放,再将余药共研成细末,用时取诸药适量加生蜂蜜调成糊,摊在膏药上,敷于患处,2 天换药 1 次。

●偏方五

[组成] 泽兰叶适量。

［用法］捣烂外敷患处。

● **偏方六**

　　［组成］鲜龙葵叶 1 握,连须葱白 7 个。

　　［用法］切碎,加酒粮糟适量,捣烂敷患处,1 日换 1～2 次。

● **偏方七**

　　［组成］白蔹 2 个,食盐适量。

　　［用法］捣烂外敷。

● **偏方八**

　　［组成］半支莲适量。

　　［用法］捣烂,同酒糟煮热敷患处。

● **偏方九**

　　［组成］骨碎补 60 克,生姜、菜油、茹粉各少许。

　　［用法］将骨碎补捣烂,与其余药炒敷患处。

● **偏方十**

　　［组成］栀子 9 克,红花 4 克,桃仁 6 克,土鳖虫 7 克。

　　［用法］上药研细末,放入碗中用蛋清调成膏状即可。用药前
　　　　　　将受伤部位浸泡在 10～15℃水中,对特殊部位不便浸
　　　　　　泡可用热毛巾湿敷 10 分钟,然后擦干外敷药膏,纱布
　　　　　　盖,胶布固定,48 小时后取下。

● **偏方十一**

　　［组成］续断、红花、生大黄、栀子、乳香、没药、赤芍、白芷各 20
　　　　　　克,桃仁 8 克,芙蓉叶 25 克。

　　［用法］上药晒干,共研极细末。装瓶备用。根据患处大小取
　　　　　　适量药,用 75% 酒精调成糊状,敷于患处,2～3 天换药
　　　　　　1 次。

● **偏方十二**

　　［组成］大黄 5 份,黄药子 3 份。栀子、红花各 1 份。

　　［用法］上药研末,以白酒或 60% 酒精调成糊状外敷患处,上盖
　　　　　　塑料,外用绷带固定,每日 1 次。

●偏方十三

［组成］黄柏 40 克,土元 30 克,栀子 25 克,紫草 25 克,乳香 25 克,没药 25 克,血竭 20 克,莪术 20 克,木香 15 克,红花 15 克。

［用法］上药捣碎浸泡于 50% 酒精或白酒 1000 毫升与蒸馏水 2000 毫升的混合液 15 ～ 20 天。用时将纱布浸湿药液贴敷于肿胀部位,覆盖塑料纸,绷带或胶布固定,1 次敷 1 ～ 2 天,指关节 6 ～ 12 小时。皮肤破损过敏禁用。

●偏方十四

［组成］生地黄 500 克,生姜 120 克。

［用法］捣细末,入糟 500 克,同炒匀,趁热以布包敷伤处,冷即易之。

（三）药物外敷治疗皮肤科疾病偏方

1. 脓疱疮

脓疱疮是由化脓性球菌引起的一种急性化脓性皮肤病。多见于夏秋季节,特别是夏末秋初汗多闷热的天气;起病急、发展迅速;多见于儿童,好发于面、颈、四肢等暴露部位,开始患处发红,继起水疱,迅速变为脓疱,基底有红晕,瘙痒,疱壁薄易破,溃破后形成糜烂面,脓液溢出浸淫四周,可接触传染他人或自体播散;脓液干燥结黄色痂,愈后可有暂时的色素沉着,不留瘢痕,重者可伴发热、淋巴结炎等;素有湿热,或卫生条件差的儿童易患本病。中医分湿热交蒸型和脾虚湿阻型。

●偏方一

［组成］大黄 15 克,枯矾 5 克,冰片 1.5 克,青黛 3 克。

［用法］先将大黄研极细末,再加后 3 味药共为细面,装瓶密封备用。流黄水者,用药面外敷患处;不流黄水者,用麻

油调敷。1日2~3次,3~6天1疗程。

● **偏方二**

[组成] 金银花、野菊花、苦参、黄柏各15克,白矾6克。

[用法] 煎汤趁热熏洗,洗净脓液、脓痂后擦干,用大黄粉撒布疮面,或用香油调涂患处。

● **偏方三**

[组成] 蒲公英30克,苦参、黄柏、连翘、木鳖子各12克,金银花、白芷、赤芍、丹皮、生甘草各9克。

[用法] 煎汤趁热熏洗,洗净脓液、脓痂后擦干,用生大黄粉撒布疮面,或用香油调涂患处。

● **偏方四**

[组成] 黄柏30克,黄连3克,苍术、滑石、芦荟各6克,松香12克,冰片0.6克。

[用法] 共研细粉,撒患处。用于湿疹、脓疱疮之皮肤糜烂、渗液者。

● **偏方五**

[组成] 黄连、黄柏各6克,氧化锌24克,冰片1克,枯矾3克。

[用法] 共为细末,加凡士林45克,调和成膏,外涂患处。

● **偏方六**

[组成] 煅石膏10克,黄柏、五倍子各15克,铅粉、漳丹、白芷、松香各8克,轻粉、苦参、小枣炭各5克。

[用法] 共研细末,香油调擦患处。

● **偏方七**

[组成] 松香、枯矾、野菊花各等量。

[用法] 将嫩野菊花洗净晒干,研为细末,再与上2味药末等量掺和过筛,瓶装备用。用时先用温水洗净患处,取此药与香油调成糊状贴涂患处,每日2~3次。

● **偏方八**

[用法] 先将凡士林烊化,然后徐徐将九一丹、东丹调入,和匀

成膏。将此膏薄涂在纱布上约 1 毫米厚,盖贴患处。敷药先将脓疱挑破,每 1 脓疱分开包扎。1 日 2 次。

● **偏方九**

［组成］黄连、蛋清适量。

［用法］先将黄连研为细粉,用鸡蛋清调为糊状,贴于患处,每日 3 次。

● **偏方十**

［组成］蚕豆皮、枯矾各适量。

［用法］取蚕豆皮烘焦,研细末与枯矾混合,用香油调敷患处。

● **偏方十一**

［组成］明雄黄 60 克,乳香 15 克,轻粉、朱砂、枯矾、冰片各 6 克,麻油、凡士林各适量。

［用法］先将前 5 味共研为细末,再入冰片研匀后配制成 20% 的软膏备用。每次换药前将患处洗净擦干后将药膏涂于敷料上贴敷患处,每日 1 次。

● **偏方十二**

［组成］生大黄 30 克,黄连 30 克,黄柏 30 克,乳香 15 克,没药 15 克。

［用法］上药共研细末,用麻油调成糊状,外敷疮面。

● **偏方十三**

［组成］蒲公英 30 克,地丁 30 克,黄芩 15 克,黄柏 15 克。

［用法］加水 1000 毫升,煎成 500 毫升,冲洗疮面。每日 1 次。适用于疮面红肿溃烂者。

● **偏方十四**

［组成］龟板 30 克,黄连 10 克,红粉 1.5 克。

［用法］用花椒油调成糊状,外擦。每日 1～2 次。适用于本病各型。

● **偏方十五**

［组成］熟石膏 27 克,红升丹 3 克。

［用法］共研极细末,每次以少许撒布于疮面上。适用于本病
　　　　痂皮多者。

● **偏方十六**

［组成］马蹄适量。

［用法］烧灰,研细面,涂患处。

2. 皲裂

　　皲裂是指由于各种原因致皮肤干燥,出现线状裂隙。手足皲
裂最为多见,本病发生除与皮肤结构有关,还与接触多种物质如
有机溶剂、酸碱溶液、有机油,以及机体原有的皮肤病如湿疹、手
足癣、鱼鳞病、先天性掌跖角化症等有关。秋冬季冷风吹袭,皮肤
干燥,常使本病发病率增高。正常角质层内约含 20% 的水分,当
角质层含水量小于 10% 时,皮肤干燥,韧性降低,容易出现皲裂。
祖国医学认为皲裂为血虚、风燥、寒盛等所致。

● **偏方一**

［组成］鸡蛋 4 枚。

［用法］煮熟后,取出蛋黄,置铁锅中小火熬出油,冷却后将油
　　　　涂在皲裂的皮肤表面,每日 1 次。用于手足、乳头皲
　　　　裂,湿疹,慢性溃疡等。

● **偏方二**

［组成］沙拐枣全草适量。

［用法］研末,油调成膏,外涂或水煎外洗。

● **偏方三**

［组成］大枫子适量。

［用法］捣烂如泥,外涂。

● **偏方四**

［组成］乌桕子适量。

［用法］水煎,外洗。

● **偏方五**

144

［组成］地骨皮、蛇床子、苦参、当归各20克,枯矾研细,大枫子、防风各15克,米醋500克。

［用法］将上药浸泡在米醋中24小时,滤药取液,温热后泡患处,每次30分钟,早、午、晚各1次。

● **偏方六**

［组成］当归、桃仁、红花各30克,青木香60克,米醋1000克。

［用法］上药浸泡于米醋中1天,温热后泡患处,每次30分钟,早、午、晚各1次。用于皲裂、角化型手足癣。

● **偏方七**

［组成］大泡通叶1张。

［用法］火上烤软后包于患处,每夜1次。用于受寒冷刺激而皮肤开裂者。

● **偏方八**

［组成］五倍子末、牛骨髓各适量。

［用法］调和成膏,填纳裂缝中。

3. 白癜风

白癜风是皮肤上出现的无自觉症状的白斑,是一种后天性的局限性皮肤色素脱失病,中医称"白驳风"或"白癜"。病损为大小不等、形状不一的局限性脱色斑,边缘清楚,周边与健康皮肤交界处皮色较深,新发生损害的周围常有暂时性炎性晕轮,数目不一,可互相融合成大片,患处毛发可变白,无任何自觉症状,日晒后损害部有灼痒感。各年龄均可发病,但青年多见,病程缓慢,可长期无变化,亦可呈间歇性发展,全身各部均可发生,可散在亦可仅局限于一处,可对称亦可单侧发生,有时可呈节段性或带状分布。有少数患者可逐渐恢复。

● **偏方一**

［组成］硫磺6克,冰片3克,密陀僧6克,雄黄6克,蛇床子6克,凡士林适量。

［用法］将上述中药共为细末,用凡士林调敷患处,1 日 1 次,10次为 1 疗程。

● 偏方二

［组成］雄黄、硫磺、白附子各 5 克,密陀僧 2 克,蛇床子 15 克,轻粉 0.5 克。

［用法］共研细末,醋调,鲜生姜片蘸药外擦患处,每日 2 次,连用 3 月。

● 偏方三

［组成］当归、白芷、防风、白矾、连翘、地丁、土茯苓各 15 克,地骨皮、荆芥、杏仁、薄荷各 10 克。

［用法］煎汤,趁热洗患处。

● 偏方四

［组成］补骨脂 30 克,浸泡于 100 毫升的白酒中。

［用法］蘸药酒涂患处。

● 偏方五

［组成］潼蒺藜 2500 克,茄子根 1500 克,苍耳根 2500 克。

［用法］上药晒干,共烧灰,用水 1000 克,煎汤取汁,熬成膏,装瓶。另用乳香(研)15 克,铝霜 0.3 克,轻粉 0.3 克和匀,入膏中搅匀。用时取适量敷患处。1 日 3 次。

● 偏方六

［组成］硫磺适量,青嫩松珠 1 个。

［用法］先用葱、花椒、甘草煎汤洗患处,再用青嫩松球蘸鸡蛋清、硫磺共研如粉,涂擦。

● 偏方七

［组成］桑柴灰 120 克。

［用法］放锅中蒸,用锅中水洗患处。

● 偏方八

［组成］青核桃外皮 1 个,硫磺 1 块。

［用法］共研匀,每日撒患处。

●偏方九

[组成] 硫磺、附子末各少许。

[用法] 用茄子蒂蘸药末涂患处。

●偏方十

[组成] 乌蛇肉 90 克,白芷、白蔹、枳壳、羌活、牛膝、天麻各 50 克,熟地、白蒺藜、五加皮、防风、桂心各 30 克。

[用法] 以白酒 3.5 升浸泡 7 天。取药酒外擦患处,每日 3 次。适用于本病各型。

4. 疥疮

疥疮是一种由疥虫引起的慢性接触性传染性皮肤病,多发于皮肤细嫩、皱褶处,奇痒难忍,传染性极强,蔓延迅速,常为集体流行。根据其发病特点,祖国医学中有"虫疥""脓疥""湿疥""脓窝疥"等名。本病好发于指缝、腕屈面、腋窝前缘、肘部屈侧、股内侧、女子乳房下、小腹、男子生殖器等处,幼儿也可见于颜面及头部,病损为红色丘疹、水疱,并可看到条状黑线,病久全身抓痕遍布,黑斑点点,甚至引起脓疱,奇痒难忍,遇热及夜间更甚,妨碍睡眠。

●偏方一

[组成] 藜芦适量。

[用法] 捣为末,以生油调敷患处。

●偏方二

[组成] 百部饮片 100 克,苍术饮片 50 克,硫磺 20 克,麻油适量。

[用法] 将百部、苍术、硫磺共置于陶瓷器皿内,用文火炒至变黄,离火密封冷却 12 小时,取出研细粉,用麻油调成糊状即可,用时先将患处皮肤洗净,涂敷药液。一般每日 1 次,必要时 1 日 2 次,7 天 1 疗程。

●偏方三

[组成] 雄黄、蛇床子各等份,水银减半。

[用法] 雄黄、蛇床子俱研细,用猪油调和搅匀,入水银再研,以不见星为度,用时早晚用汤洗净,外敷药膏。

● **偏方四**

[组成] 青黛、黄柏各 60 克,石膏、浮石各 120 克。

[用法] 上药共研成极细末,以麻油调匀,敷贴患处,1 日 1 次,5 次为 1 疗程。

● **偏方五**

[组成] 楝根皮、皂角各适量。

[用法] 上药共研末,用猪油调匀,涂敷患处。

● **偏方六**

[组成] 绿矾、花椒 1 份,冰片、樟脑各 7 份,鸡子清连同蛋壳 1 个。

[用法] 将上药放在鸡蛋壳中,同锻成灰。疮湿者干用,干者菜油调敷。

● **偏方七**

[组成] 大狼毒、花椒各适量。

[用法] 为细末,香油或猪油调,涂擦患处。

● **偏方八**

[组成] 硫磺适量。

[用法] 与麻油调成糊状,涂患处。

● **偏方九**

[组成] 枫杨皮、藜辣根、羊蹄根各适量。

[用法] 放白酒中浸泡,药酒涂擦患处。

● **偏方十**

[组成] 灯笼草(或桉树叶,或藁本,或何首乌叶)适量。

[用法] 煎水,洗患处。

● **偏方十一**

[组成] 鲜胡桃枝叶、槁树枝叶各等量。

[用法] 水煎,洗患处。

● **偏方十二**

［组成］何首乌、艾叶等份。

［用法］为末,水煎洗患处。

● **偏方十三**

［组成］花椒叶、松叶、金银花各适量。

［用法］水煎,洗患处。

● **偏方十四**

［组成］松胶香、轻粉各适量。

［用法］调匀,先用油涂患处,再擦药。

● **偏方十五**

［组成］绿豆叶适量。

［用法］捣烂,加入米醋少许,用旧布蘸药擦患处。

5. 寻常疣

寻常疣系由人类乳头病毒引起的良性赘生物,临床表现为米粒至豌豆大的角质增生性突起,边界清楚,表面粗糙,质地略硬,灰褐色,顶部呈不规则的乳头状或刺状增生,一般无自觉症状,偶尔有压痛,久可自行脱落,不留瘢痕。可因自身接种而多发,好发于手足背、手指、足缘或甲廓等处,亦可见于头、面部,儿童及青少年多见。似中医的"疣目""千日疮"等。

● **偏方一**

［组成］紫硇砂30克。

［用法］研成极细末,装瓶备用。使用时选择一枚最大的疣体,洗净擦干,取硇砂1.5克,敷于疣体上,然后用胶布固定,1周为1疗程。

● **偏方二**

［组成］鸦胆子仁捣如泥,或乌梅粉适量。

［用法］病区用酒精棉球擦过后,用白胶布一块中间剪洞粘上,使疣体从剪洞处露出,用消毒过的三楞针划破疣体,外敷患处,胶布固定。

● **偏方三**

[组成] 芝麻鲜花适量。

[用法] 捣烂,外敷患处。

● **偏方四**

[组成] 苦参、板蓝根、大青叶、鱼腥草各30克,桃仁、红花各10克。

[用法] 每日1剂,煎汤取浓汁,用棉球蘸药反复敷患处,每日15～20分钟,然后取冰片、元明粉各10克研极细末,以适量水调成糊状擦涂患处15～20分钟,5日为1疗程。

● **偏方五**

[组成] 六神丸适量。

[用法] 局部消毒,用手术刀将表面角质层刮破,取药丸数粒(视疣体大小而定)研碎,敷于患处,胶布固定。一般5～7日可结痂脱落而愈。

● **偏方六**

[组成] 大蒜适量。

[用法] 将大蒜捣成糊状,用胶布将寻常疣根部皮肤遮盖,75%酒精消毒疣体,剪破疣体的头部,以见血为好,随即用适量蒜泥敷贴患处,然后胶布包盖。4～5天疣体即脱落。一般1～2次即可。

● **偏方七**

[组成] 天南星适量,醋少许。

[用法] 将天南星研末,用醋调为糊状,贴涂患处。

● **偏方八**

[组成] 甲珠、木鳖子、天葵子、硇砂、明矾各等份。

[用法] 先炒甲珠和天葵子,剥去木鳖子外壳,共研细末,装瓶备用。同时,将本品与少许麻油调匀呈糊状,敷于最大的疣体上,用纱布和胶布固定。1周1疗程。敷药后不可与水接触,忌食辛辣燥热之品。

● **偏方九**

［组成］鲜斑地锦适量。

［用法］捣汁外敷。

● 偏方十

［组成］海金沙全草1握。

［用法］水煎洗疣,洗时用藤擦疣,每日洗2～3次。

● 偏方十一

［组成］斑蝥(去头足)1.5克,雄黄2克,蜂蜜适量。

［用法］将前2味共为细末,加蜂蜜适量,调制成膏。另外将疣的角化层削去,以碘酒消毒,然后取相当于疣大小之药膏,搓成扁圆状置于疣面上,以胶布固定。经10～15小时,患部即起水泡,疣便浮离皮肤。通常敷1～2次药膏可愈。

6. 扁平疣

扁平疣,又称青年扁平疣,为常见病毒性赘生物,好发于青年人的颜面、手背和前臂,呈针头至黄豆大的扁平丘疹,表面光滑,境界清楚,质坚实,褐色或正常皮色,一般无自觉症状,有时有轻度瘙痒感。病程缓慢,可自行消退,愈后仍可复发。中医称之谓"扁瘊"。

● 偏方一

［组成］生半夏、斑蝥各等份。

［用法］共研细末,用10%稀盐酸调成糊状,治疗前将扁平疣消毒,然后用消毒的小梅花针叩打疣的顶部,待微微出血,将药涂敷于顶端,涂后稍有烧灼感,继而干燥结痂,1周后脱落痊愈。

● 偏方二

［组成］鸦胆子适量。

［用法］病区用酒精棉球擦过后,用白胶布一块中间剪洞粘上,使疣体从剪洞处露出,用消毒过的三楞针划破疣体,鸦

胆子去壳后洗净晾干,捣碎成泥,外敷,用胶布盖上,每日 1 次,一般 3 次即可让疣体烂后自行愈合。

● **偏方三**

[组成] 硫磺适量。

[用法] 用浓茶水将硫磺调成糊状,每晚用温开水擦洗患部片刻后,再用上药敷于患处,次晨洗掉,一般 5 ~ 7 天愈。

● **偏方四**

[组成] 解热止痛片或去痛片适量,油脂雪花膏适量。

[用法] 将药片研细面,同雪花膏按 1∶1 比例拌成糊状,涂敷患处,覆盖 2 ~ 3 毫米纱布,包扎好,24 小时药干后,再另行换药涂于患处,患处皮肤渐变白、腐烂,一般 3 ~ 5 天内愈。

● **偏方五**

[组成] 巴豆仁、朱砂各等份。

[用法] 将上 2 味药各研极细末,混合调匀,每用药物粉末 0.5 ~ 1 克,置胶布上,贴于疣表面,经 12 ~ 24 小时后,局部发泡,疣即浮离皮肤,待结痂脱落而愈。另外,敷药前宜先将疣之角化层削去,并用碘酒消毒后,再敷本方药末。

● **偏方六**

[组成] 板蓝根 30 克,紫草、香附各 15 克,桃仁 9 克。

[用法] 煎汤,趁热浸洗患处。

● **偏方七**

[组成] 斑蝥(去头足)1.5 克,雄黄 2 克,蜂蜜适量。

[用法] 将前 2 味共为细末,加蜂蜜适量,调制成膏。另外将疣的角化层削去,以碘酒消毒,然后取相当于疣大小之药膏,搓成扁圆状置于疣面上,以胶布固定。经 10 ~ 15 小时,患部即起水泡,疣便浮离皮肤。通常敷 1 ~ 2 次药膏可愈。

●**偏方八**

[组成] 麦糠。

[用法] 水煎,浸洗患处。

●**偏方九**

[组成] 板蓝根。

[用法] 煎汤,浸洗患处。

●**偏方十**

[组成] 木贼 500 克,香附 500 克。

[用法] 水煎,浓缩至 100 毫升,备用。在疣表面上涂药液,1 日
2 次,至疣全部皱缩干燥。

7. 传染性软疣

传染性软疣是一种病毒性皮肤病,以儿童及青年人多见。由
传染性软疣病毒所致,直接接触传染,也可自体接种。以内含软
疣小体的半球形小丘疹为皮损特征。初起为米粒大的半球形丘
疹,渐增豌豆大小,表面有蜡样光泽,中心凹陷如脐窝,呈正常皮
色或灰白色,早期质硬,后渐变软,挑破后可挤出白色乳酪样物
质。可发于任何部位,集中或散发,不相融合,轻度瘙痒,病程缓
慢,可持续数月或数年,愈后不留疤痕。以儿童及青年人多见。
属中医学"鼠乳"范畴。属中医学"鼠乳"范畴。

●**偏方一**

[组成] 五倍子 5 份,雄黄 2 份,大黄 1 份。

[用法] 上药共研细末,取适量香醋调成软膏备用。取少许药
膏,涂敷于疣表面上 2～3 毫米厚,以胶布覆盖。3 日换
药 1 次,平均疗程 7.5 天。

●**偏方二**

[组成] 斑蝥(去头足)1.5 克,雄黄 2 克,蜂蜜适量。

[用法] 将前 2 味共为细末,加蜂蜜适量,调制成膏。另外将疣
的角化层削去,以碘酒消毒,然后取相当于疣大小之药

153

膏,搓成扁圆状置于疣面上,以胶布固定。经 10～15 小时,患部即起水泡,疣便浮离皮肤。通常敷 1～2 次药膏可愈。

●偏方三

［组成］板蓝根 30 克,紫草、香附各 15 克,桃仁 9 克。

［用法］煎汤,趁热浸洗患处。

●偏方四

［组成］白鲜皮 60 克,明矾 30 克。

［用法］煎汤,趁热浸洗患处,1 日 2 次。

8.带状疱疹

带状疱疹由水痘—带状疱疹病毒感染而发生的一种急性疱疹样皮肤病,其临床特点为数个集簇水疱群,排列成带状,沿周围神经分布,常为单侧性,伴有神经痛。发病前常有轻度发热,疲倦,全身不适,食欲不振等前驱症状,局部皮肤有灼热感、瘙痒、感觉过敏和神经痛,继而出现皮肤潮红、出现小米粒至绿豆大丘疱疹,迅速变为水疱,不相融合,或密集成群,常见于胸腹、腰、背及颜面部,多在春季发病。相当于中医"蛇串疮""蜘蛛疮""缠腰火丹""火带疮"。

●偏方一

［组成］黄连 30 克,七叶一枝花 50 克,明雄黄 60 克,琥珀 90 克,明矾 90 克,蜈蚣 20 克。

［用法］先将蜈蚣放烘箱内烤黄,然后取上药研为细粉,混匀装瓶备用。用时取药粉适量,用麻油调成糊状,涂在纱布上敷贴患处,1 日 1 次,连用 3～6 天。

●偏方二

［组成］云南白药、白酒或麻油各适量。

［用法］根据皮损大小,取适量云南白药粉,用白酒或麻油调成糊状,涂敷患处,每日 3～5 次。

●偏方三

[组成] 雄黄 15 克,冰片 3 克,大黄 15 克,柏树枝 50 克,麻油适量。

[用法] 柏树枝烧灰,与雄黄、大黄共研极细末,麻油放在勺中加热,沸后倒入药末,凉后入冰片搅成糊状。用药膏均匀地涂敷患处,外用敷料包扎,每日早晚各 1 次。

●偏方四

[组成] 生大黄、黄柏各 2 份,五倍子、芒硝各 1 份。

[用法] 上药共为细末,加凡士林配制成 30% 软膏,按皮损大小将膏药摊在麻纸上厚约 0.2 厘米并敷贴患处,隔日换药 1 次。

●偏方五

[组成] 生大黄、黄柏、黄连、明矾、雄黄、红枣各等份。

[用法] 上药研细,食醋调成糊状,外敷患处。

●偏方六

[组成] 千里光、白芷各 30 克,薄荷 15 克,冰片 1 克。

[用法] 上药共为细末,用 75% 酒精调成糊状,外敷患处。

●偏方七

[组成] 鲜马齿苋 100 克。

[用法] 捣烂,敷患处,1 日 2 次。

●偏方八

[组成] 大黄粉。

[用法] 用醋或茶水调涂患部。

●偏方九

[组成] 蜈蚣焙干研末,加冰片少许。

[用法] 用茶水调涂患处。

●偏方十

[组成] 雄黄、五倍子、枯矾、胡黄连各等份。

[用法] 研细末,茶水调涂患处。

●偏方十一

［组成］青黛、生大黄各等份。

［用法］研为细末，水调敷患处。

●**偏方十二**

［组成］雄黄3克，蚤休、生侧柏叶各15克。

［用法］研为细末，用蜂蜜调敷患处。

●**偏方十三**

［组成］大蓟、小蓟、鲜牛奶各适量。

［用法］将大小蓟放在鲜奶中泡软，捣成膏，外敷。

●**偏方十四**

［组成］活蚯蚓50条，白糖100克。

［用法］制成糊状，擦敷患处。

●**偏方十五**

［组成］鲜地锦草，或海金砂叶，或木芙蓉鲜叶适量。

［用法］捣烂外敷。

●**偏方十六**

［组成］冰片、生石灰各15克，醋100毫升。

［用法］先将冰片、石灰研末，用醋调成糊状，将药糊平摊于大
纱布上，扎于患部。1日1次。

●**偏方十七**

［组成］青木香、柿油各适量。

［用法］青木香研末与柿油调和，涂患处。

9. 湿疹

湿疹是一种常见的过敏性炎性皮肤病，其特点为多形性皮
损，初起皮肤出现局限性潮红，继而出现散在或密集的丘疹群，渐
成水疱，经搔抓或摩擦后水疱破裂形成糜烂面，可有大量浆液性
渗出，干燥后形成痂皮，患处有剧烈的瘙痒及灼热感。可发生于
任何部位，好发于面部、肘窝、腘窝、四肢屈侧及躯干等处，红斑、
丘疹、水疱（不形成大泡）、糜烂、渗出、结痂等病变处轻度肿胀、

边界不清,常呈对称分布。急性反复发作可转为慢性,慢性病程常有急性发作。属中医"浸淫疮"范畴。

● **偏方一**

　[组成] 黄丹 30 克,黄柏 30 克。

　[用法] 将药物混匀研细,渗出物多者,将撒敷于疮面;渗出液少者,用香油调敷于疮面,一般 1 次即效。

● **偏方二**

　[组成] 吴茱萸 30 克,乌贼骨 20 克,硫磺 6 克。

　[用法] 上药研细末备用。湿性者直接用干粉撒患处,干性者用猪油化开调成糊状敷贴患处,间日 1 次。

● **偏方三**

　[组成] 诃子 100 克,米醋 500 毫升。

　[用法] 将诃子打烂,加水 1500 毫升,文火煎至 500 毫升,再加入米醋 500 毫升煮沸即可,取药液用纱布湿敷,略加压,使之与皮损面紧贴,干后再加药液。

● **偏方四**

　[组成] 蜈蚣 3 条。

　[用法] 将蜈蚣焙干压末,用猪胆汁调敷患处,每日 1 次,连用 7 ~10 日。

● **偏方五**

　[组成] 蛇床子、陈小粉、苦参、滑石粉、丝瓜叶、熟石膏、大青叶各两份,枯矾、硫磺各 1 份。

　[用法] 共研细末。湿性者以干粉直接敷贴,慢性及干性者用凡士林或植物油调敷患处,每日 2 次。用于急慢性湿疹。

● **偏方六**

　[组成] 升丹 3 克,冰片 1.5 克。

　[用法] 共研细粉。每日先用野菊花、车前草煎水洗净患处后敷散剂。待疮面干燥时,以麻油调外敷。慢性湿疹则

直接油调外敷,一般连用 10 次。适用于急慢性或亚急性湿疹。

● 偏方七

[组成] 苦参、炉甘石各 15 克,枯矾 6 克,龙胆草 30 克,黄柏 12 克,龙葵 6 克,地丁 6 克。

[用法] 将上药煮熬后捣烂,外敷贴患处。

● 偏方八

[组成] 枫子、苦参各 50 克,苍耳子 30 克,蛇床子、浮萍、荭草各 15 克。

[用法] 上药加水 2000～3000 毫升,煮沸 15～20 分钟倒盆中,熏蒸患部,待水温用纱布浸药湿敷 3～5 分钟,1 日 2～3 次,每次 20～30 分钟,至愈为止。适用于肛门湿疹。

● 偏方九

[组成] 金银花、白藓皮各 30 克,黄连、黄柏、苦参、苍术、枯矾各 12 克。

[用法] 煎汤熏洗或湿敷,再用香油调擦患处。

● 偏方十

[组成] 甘草、煅石膏各 60 克,滑石 30 克,枯矾、漳丹各 5 克。

[用法] 共研细末,香油调擦患处,每日 2～3 次。用于急性湿疹。

● 偏方十一

[组成] 硫磺、枯矾各 90 克,煅石膏 500 克,冰片 2 克,青黛 30 克。

[用法] 共研细末,装瓶备用,用时菜油调涂患处。

● 偏方十二

[组成] 枯矾、熟石膏各 12 克,雄黄 3 克,冰片 1 克。

[用法] 共研细末,加凡士林 60 克,调成软膏外擦患处。

● 偏方十三

[组成] 生黄柏、生苍术各等份。

[用法] 共研细末,香油调擦患处。

● **偏方十四**

[组成] 龙胆草 60 克。

[用法] 煮水去渣,湿敷患部。适用于急性湿疹。

● **偏方十五**

[组成] 黑豆镏油(黑豆经火熏烤流出的油)10 克,地榆膏 20 克。

[用法] 混匀,外涂患处。每日 2~3 次。

● **偏方十六**

[组成] 地榆面、煅石膏面各 600 克,枯矾 30 克。

[用法] 研匀,加凡士林 90~120 克,调膏外敷。

● **偏方十七**

[组成] 石菖蒲、蛇床子各等份。

[用法] 为末,每日涂擦 2~3 次。

● **偏方十八**

[组成] 硫磺 30 克,银珠 3 克,陈醋 250 克。

[用法] 将硫磺放在铁勺内熔化后,放入银珠拌匀,在地上挖个 10 厘米的小坑,将醋和熔化的硫磺液先后倒在坑内,等凝固后取出再熔化,如此处理 3 次,捣细粉,用植物油调匀,布包药,涂擦患处,1 日 2 次。适用于慢性湿疹,神经性皮炎。

● **偏方十九**

[组成] 鲜大叶香薷、鲜旱莲草、鲜山矾叶各适量。

[用法] 共捣烂,绞汁涂擦患处。

● **偏方二十**

[组成] 苍耳子 100 克,蛇床子 100 克,甘草 100 克。

[用法] 水煎成 1000 毫升,外洗,每日数次。用于阴囊湿疹。

● **偏方二十一**

[组成] 透骨草、蛇床子、白藓皮、艾叶各适量。

［用法］水煎外洗。用于阴囊湿疹、疮疡肿毒。

● **偏方二十二**

［组成］熟蛋黄适量。

［用法］煎炼成油,外涂。

10. 痱子

痱子是由于暑湿蕴蒸皮肤,汗泄不畅引起的时令疾病。与西医红色粟粒疹相似。多见于夏季炎热之时,发病突然,在皮肤汗孔上发生针尖大小密集的红色小丘疹,很快变为小水疱或小脓疱,周围有红晕,大小如粟米,好发于前额、颈部、肘窝、躯干及妇女双乳下等处,自觉瘙痒刺痛。

● **偏方一**

［组成］马齿苋适量。

［用法］煎水,冷后湿敷患处。

● **偏方二**

［组成］车前草、鲜马齿苋、蒲公英、败酱草各适量。

［用法］任选一种,取60克洗净加食盐少许,捣烂外敷患处,每日2～4次,至愈为止。

● **偏方三**

［组成］花椒1把,食盐少许。

［用法］水煎,趁热熏洗,再用布蘸液,湿敷。

● **偏方四**

［组成］藿香正气水30毫升。

［用法］倒入温水中,泡洗患处。

● **偏方五**

［组成］葛粉30克,石灰(微炒)30克,生甘草末60克。

［用法］上药混合研末,用棉布蘸药粉扑身体。

● **偏方六**

［组成］通草适量。

［用法］研极细末扑身体。

● 偏方七

［组成］绿豆粉 60 克,滑石 30 克,或加蛤粉。

［用法］和匀,扑患处。

11.荨麻疹

　　荨麻疹是由于皮肤黏膜小血管扩张及渗透性增加而出现的一种局限性水肿反应。病因复杂不易查明。临床以红色或白色风团为主要皮损特征。主要表现为:突然出现形状大小不一的风团,多为鲜红色,少数病人风团呈苍白色或为正常肤色。风团常融合成片状,边缘清楚,周围充血红晕,此起彼落,反复发作,也可随搔抓出现,风团持续数分钟至数小时,可自行消退。病人自觉奇痒、灼热,抓后疹块增大,数目增多。或有发热,或出现恶心、呕吐、腹痛、腹泻,或出现胸闷气喘、呼吸困难甚至窒息,慢性者可反复发作,多年不愈。属中医学的"风疹块""瘾疹""风疹""鬼风疙瘩"等范畴。分为风热型、风寒型、胃肠实热型、气血两虚型等。

● 偏方一

［组成］苦参 30 克,防风 15 克,扑尔敏 30 片。

［用法］将上药分别研成细末,分装瓶贮备用。临用时苦参 10 克、防风 10 克、扑尔敏 10 片混合均匀,填入脐窝,以纱布覆盖,胶布固定。每日 1 次,10 天为 1 疗程,连续至愈为止。

● 偏方二

［组成］艾叶、马鞭草各 120 克,鲜蒲公英 30 克,鲜马齿苋 30 克。

［用法］除艾叶、马鞭草外,其他草药一起捣烂。先用艾叶、马鞭草煎水冲洗,再用捣烂的其他药外敷患处,每日 1 次。

● 偏方三

［组成］豨莶草 30 克,蛇床子、防风、苍耳子、浮萍各 15 克。

［用法］煎汤,熏洗患处。

● **偏方四**

　［组成］丹参、苦参、蛇床子各 60 克。

　［用法］煎汤,趁热洗浴。

● **偏方五**

　［组成］地肤子 60 克,芒硝 30 克。

　［用法］煎汤,趁热熏洗患处。

● **偏方六**

　［组成］苦参 60 克,狼毒 10 克。

　［用法］煎汤,趁热洗患处。

● **偏方七**

　［组成］蛇床子、地肤子、苦参、黄柏、鹤虱各 15 克,蜂房、生大
　　　　黄、生杏仁、枯矾、白藓皮、大枫子、芒硝、蝉衣、丹皮各
　　　　10 克,生川乌、生草乌、皂角、牛蒡子、荆芥、防风、苦参、
　　　　泽兰叶、赤芍各 15 克。

　［用法］水煎,浸泡洗患处。

● **偏方八**

　［组成］鲜土香薷 250 克。

　［用法］熬水洗浴。

● **偏方九**

　［组成］枣子根、樟树皮各适量。

　［用法］水煎洗浴,1 日 2 次。

● **偏方十**

　［组成］苦楝皮适量。

　［用法］水煎洗浴。

● **偏方十一**

　［组成］松树皮适量。

　［用法］水煎,熏洗。

● **偏方十二**

［组成］枳实适量。

［用法］以醋浸湿,加热,熨患处。

12. 银屑病

银屑病为常见慢性炎性皮肤病,病因尚无确切定论,主要有遗传、感染、代谢障碍、内分泌影响、神经精神因素及免疫学紊乱等学说,临床以覆盖多层银白色鳞屑,薄膜现象及点状出血或皮损为特征。多急性发病,初起皮疹大多为红色炎性丘疹,逐渐扩大至融合成片,边界清楚,可呈点滴状、钱币状、地图状等。皮损覆盖银白色鳞屑,剥去鳞屑可见到淡红色发亮的半透明薄膜及点状出血,皮损可发全身各处,轻者局限或散发,重者波及全身,以头皮、四肢伸侧多见,自觉瘙痒或剧痒。病程一般分进行期、静止期和消退期。经过缓慢,迁延数年,易反复发作。属中医学"白疕""松皮癣"等范畴。

● 偏方一

［组成］马钱子35克,朱砂6克,核桃仁12个,水银35克。

［用法］先用香油或豆油将马钱子炸鼓起,轧成末,核桃仁放入铁锅中炒焦轧细,将上3味药拌匀,然后加入水银做成约15个鸡蛋黄大小的药丸备用,清洗肚脐,将药丸放入脐中固定,24小时后更换新药丸,用过的药丸还可外擦皮损处。

● 偏方二

［组成］枯矾、川椒各120克,野菊花240克,芒硝500克。

［用法］水煎,趁热全身浸泡洗浴。

● 偏方三

［组成］荷尔蒙雪花膏1盒,轻粉、红粉各0.5克。

［用法］将上方一起调拌匀即成净肤膏。除血燥型先用梅花针点刺患部微见出血点敷本品外,均可直接敷用,隔日1次,时间不超过1个月。可同时配中药煎汤服。

● **偏方四**

[组成] 硫磺 50 克,花椒 50 克,鸡蛋 5 个,香油适量。

[用法] 将鸡蛋去清留黄,硫磺、花椒混放鸡蛋内,焙干后同蛋
一同研末,去渣,加香油调成糊状,外贴患部。

● **偏方五**

[组成] 蛇床子、地肤子、苦参、黄柏、鹤虱各 15 克,蜂房、生大
黄、生杏仁、枯矾、白藓皮、大枫子、芒硝、蝉衣、丹皮各
10 克,生川乌、生草乌、皂角、牛蒡子、荆芥、防风、苦参、
泽兰叶、赤芍各 15 克。

[用法] 水煎,浸泡洗患处,然后外涂黄升皮肤软膏。

● **偏方六**

[组成] 白芨 30 克,五倍子 60 克,老陈醋适量。

[用法] 白芨、五倍子分别捣细末,先将五倍子粉与陈醋混合,
呈稀汤状,置锅内文火煎熬,待稍稠后入白芨粉,成糊
状备用,用时将药糊涂敷患处。注意:有皮损者不用。

● **偏方七**

[组成] 当归 30 克,紫草 6 克,大黄细末 4.5 克,香油 300 毫升,
黄蜡 180 毫升。

[用法] 用香油煎熬当归、紫草成焦黄色,滤去渣,加黄蜡熔化,待
冷加大黄末,搅匀成膏,涂皮损处。适用于本病各型。

● **偏方八**

[组成] 黄连适量。

[用法] 放入香油内煎熬黄去渣,待冷却后,药油涂患处,每日
数次。用于本病初起或复发不久,皮疹发展迅速,潮红
瘙痒明显,鳞屑较多者。

● **偏方九**

[组成] 雷公藤或侧柏叶适量。

[用法] 煎水外洗局部。

● **偏方十**

［组成］苦参 20 克,花椒、桂枝、当归、首乌各 10 克。

［用法］共研粉,用纱布包缝好,在砂锅内加水浸泡 30 分钟,煮沸后洗患部,洗前先用温水洗净患处,药液温度以能够耐受为宜,但不要低于体温。然后用毛巾蘸药液热敷、摩擦、泡洗患部。每次 30 ~ 60 分钟,1 日 2 次(睡前1 次)。

13．斑秃

斑秃是一种突然发生的局限性斑状脱发。临床表现为头部突然出现圆形或椭圆形斑状脱发区,多无自觉症状。斑状脱发可单个发生,也可数个同时或先后发生,边界清楚,脱发处头皮光亮,毛囊口清楚可见,或有纤细短发存在。严重者头发可全部脱光,少数病人头发、眉毛、胡须、腋毛、阴毛等均可脱落。一般病程为数月或更久,可反复发作,但大多数均能自愈。发病前多有精神创伤或过度紧张等情况,属中医"油风""鬼剃头"范畴。

●偏方一

［组成］补骨脂 30 克。

［用法］浸泡入白酒 100 毫升中 7 天。每日 3 次外涂患处。

●偏方二

［组成］补骨脂粉、生川乌粉等量。

［用法］用酒或醋调涂患处。

●偏方三

［组成］防风、荆芥、蔓荆子、艾叶、菊花各 10 克,薄荷、藿香、甘松各 6 克。

［用法］煎汤趁热洗患处。

●偏方四

［组成］鲜生姜适量。

［用法］捣烂如泥,加温后敷于脱发处,每日 1 次。

●偏方五

［组成］藤黄 3 克,枯矾 3 克,轻粉 1.5 克,明雄 1.5 克,麻油
120 克。

［用法］上药共研细末,用麻油 120 克,黄、白矾各 9 克,熬枯成
膏。先剃净头皮,后用明矾、川椒各 4 克,煎水洗净患
处,敷上药膏,每日 1 次,至愈为止。

● **偏方六**

［组成］雄黄、硫磺、凤凰衣各 15 克,炮甲珠 9 克,滑石粉 30 克,
猪板油 30 克。

［用法］先将诸药研极细末,以猪板油和匀,再对适量猪苦胆
汁,共调成软膏,贴敷于患处,每日 2 ～ 3 次,10 次为 1
疗程。适用于气血两亏和肝肾阴虚斑秃。

● **偏方七**

［组成］当归、紫草根各 100 克,黄蜡 380 克,猪油 25 克,香油
1000 毫升。

［用法］先煎香油,再加黄蜡与猪油使之熔化,次加当归,最后
加紫草根,煎至膏色呈鲜明之紫红色为度,用 3 层纱布
过滤,外敷秃发区,再用电吹风机烘烤 5 ～ 10 分钟,温
度以头皮能耐受为度,1 日 1 次,12 次为 1 疗程。

● **偏方八**

［组成］猫儿毛 30 克。

［用法］烧成灰,和膏外敷。

● **偏方九**

［组成］水杨酸 9.4 克,石炭酸 1 毫升,斑蝥酊(斑蝥 1.6 克,用
纸包压碎,和 75% 酒精 25 毫升,密闭浸泡 1 周,取上清
液)10 毫升,辣椒酊(干辣椒 15.6 克,研成细末,和
75% 酒精 250 毫升,密闭浸泡 1 周,取上清液)200 毫
升,甘油 10 毫升,75% 酒精 80 毫升。

［用法］将上药混合摇匀即成,置密闭容器中备用。用棉签蘸
药液涂患处,每天 1 ～ 2 次,亦可局部喷雾。

● **偏方十**

[组成] 鲜侧柏叶、丹参、桂枝、生姜、葱、生半夏、蛇床子、明矾等量。

[用法] 泡入60％酒精中。用药酒外涂患处。

14. 头癣

　　头癣是发生于头皮的一种浅部真菌病,儿童多见,传染性大,根据其临床特点,可分黄癣、白癣及黑点癣三型,中医称之为"白秃疮""肥秃""秃疮""柱发癣"等。黄癣:菌痂呈黄色,除去菌痂,其下显见轻微鲜红凹陷的萎缩性痕,其上残存少数毛发,且外表干燥混浊,失去光泽,易于拔除。白癣:头皮可见散在分布的圆形灰白色鳞屑斑,炎症不显,毛发在距表皮2厘米处折断,易于拔除,瘙痒。黑点癣:初起头皮可见呈散在分布的点状红斑,发展为大小不等的圆形或不整形灰白色鳞屑斑,病变处头发高出头皮后即折断,远望如黑点,发内充满整齐排列的链状大孢子。

　　本病治疗以外治为主,因不易杀死毛囊及发内的真菌,可连根拔除病区的毛发;应每日洗头,连续1个月以后,每周2次;每周剪发1次,一般连续两个月。本病可接触传染,应注意隔离,减少传染,对患者用过的梳子、枕巾等生活用品要煮沸消毒15分钟后才能使用。

● **偏方一**

[组成] 槿树皮适量。

[用法] 为末,醋调,敷之。

● **偏方二**

[组成] 土大黄、黄精、蛇床子、苦参各500克。

[用法] 加醋3000毫升,密闭浸泡7天。用时,每日将患处浸入药液泡30～60分钟,连续7天为1疗程。

● **偏方三**

[组成] 川椒(去子)25克,紫皮大蒜100克。

［用法］先将川椒研粉,再与大蒜泥混合,捣成药泥,装瓶备用。用温水浸泡、洗净、擦干患处,再以棉签敷上薄薄一层药泥,用棉球反复揉搓,使药物渗入皮肤,每日 1~2 次,10 天为 1 疗程。适用于头癣、手足癣、体癣、甲癣等。

● **偏方四**

［组成］蜂房 1 个,蜈蚣 2 条,明矾适量。

［用法］将明矾研末,放入蜂房孔中,连同蜈蚣置瓦片上文火烤焦,共研细末,麻油调匀外贴。

● **偏方五**

［组成］紫草、黄蜡各 60 克,百部 125 克,朴硝 50 克,硫磺 15 克,樟脑 6 克,麻油 370 克。

［用法］先将香油倒锅内,然后加百部、紫草熬至半枯,去渣,离火,渐加入朴硝,后加入硫磺、樟脑搅匀,最后入黄蜡成膏,先剃光患处头发,后将药敷在患处,每日 1 次。

● **偏方六**

［组成］雄黄 9 克,猪胆 1 个。

［用法］雄黄为末,猪胆汁调成糊状,外涂敷患处,每日 1 次。

● **偏方七**

［组成］雄黄软膏。

［用法］涂擦患处,每日早晚各 1 次,连续两个月。涂药前应将患处及周围 1 厘米范围的头发拔除干净。适用于各种头癣。

● **偏方八**

［组成］鸡娃草 60 克,95% 酒精适量。

［用法］将药浸泡入酒精内 5 天,外涂患处。治疗头癣、体癣、手癣、足癣。

15. 体癣、股癣

体癣是指发生于平滑皮肤上的浅部真菌病。中医称"铜钱癣""圆癣"。股癣是发生于股内侧、肛门附近的浅部真菌病,属体癣范畴。中医称"阴癣"。体癣为光滑皮肤上以丘疹、丘疱疹、水疱、鳞屑组成的圆形或同心圆病损,中央自愈,向外周扩展,直接镜检及霉菌培养阳性。股癣则腹股沟、臀部及阴股部皮肤可见半环形红斑,边缘为丘疱疹构成堤状,轻度增厚脱屑,病损中央部分可有轻度湿疹样改变,直接镜检及霉菌培养阳性。

● 偏方一

[组成] 紫背草适量。

[用法] 生矾少许。共研,敷患处。

● 偏方二

[组成] 硫磺 15 克,苦矾 6 克,花椒、大黄、密陀僧各 1.5 克。

[用法] 上药研细末,米醋调敷患处,1 日 1 次,7 日为 1 疗程。

● 偏方三

[组成] 土槿树皮适量。

[用法] 上药研细末,醋调,文火炖如胶,敷贴患处。

● 偏方四

[组成] 蚌壳(煅)、五倍子各 60 克,冰片少许。

[用法] 上药共为细末,用菜油调敷患处。

● 偏方五

[组成] 鲜生半夏适量。

[用法] 将鲜生半夏剥去外皮,用醋 3~4 滴,置碗底内,磨汁敷患处。1 日 3 次。适用于股癣。

● 偏方六

[组成] 苦参 50 克,玄参 30 克,明矾、芒硝各 10 克,花椒、大黄各 15 克。

[用法] 上药煎水 500 毫升,以纱布蘸药湿敷患处,1 日 3 次,每次 30 分钟。治疗体癣、股癣。

● 偏方七

[组成] 硫磺 5 克,樟脑 2 克,大枫子、生杏仁各 6 克,轻粉 2 克,

猪油适量。

[用法] 将硫磺、樟脑、轻粉共研细末后和入大枫子、生杏仁、猪油,共捣糊状,外涂敷患处,1日2次,连用5天。用于股癣瘙痒脱屑者。

● 偏方八

[组成] 硫磺、雄黄、蛇床子各6克,石黄、密陀僧各3克,轻粉1.5克。

[用法] 为末,直接外敷或醋调外擦,每日1~2次,直至痊愈。

● 偏方九

[组成] 密陀僧、硫磺各30克,白附子15克。

[用法] 为末,直接外敷或醋调外擦,每日1~2次,直至痊愈。

● 偏方十

[组成] 鲜白雪花180克,干苦楝皮30克,鲜土大黄15克,鲜辣蓼15克,鲜土荆芥30克,干千里光30克。

[用法] 冰醋酸100毫升,95%酒精500毫升,蒸馏水加至1000毫升。浸泡7天后过滤去渣。先用鲜马鞭草、龙葵各适量,煎成溶液擦洗患处,再用此药液涂患处,每日2~3次。

16. 手癣

手癣是由于真菌侵犯手部表皮所引起的浅部真菌病,中医称"鹅掌风"。因传染所致,多单侧发生,亦可双侧,发于手心及手指掌面,初起为小水疱,破溃或吸收后出现脱屑,或伴有潮红,以后扩大融合成不规则或环形病灶,边缘清楚;发于指缝间者,常为潮红湿润、脱皮,自觉瘙痒,症状夏重冬轻,有的不经治疗终年不愈,入冬后出现皲裂;严重者可见疼痛,屈伸不利。手癣的预防可参考足癣相关内容。

● 偏方一

[组成] 臭香椿叶250克。

［用法］捣烂,敷患处。适用于癣湿痒难忍。

● **偏方二**

［组成］小青杨叶 12 克,桃叶 12 克。

［用法］阴干共研细末,加入猪肝 120 克。捣烂敷患处,每日换药 1 次。

● **偏方三**

［组成］土大黄、黄精、蛇床子、苦参各 500 克。

［用法］加醋 3000 毫升,密闭浸泡 7 天。用时,每日将患处浸入药液泡 30～60 分钟,连续 7 天为 1 疗程。

● **偏方四**

［组成］熊油 30 克,瓦松 9 克,轻粉 3 克,樟脑 3 克。

［用法］各为末,先以甘草 9 克、桂枝 9 克煎汤洗患处,烘干,以熊油调各药末,擦并烘患处,每日 3 次。

● **偏方五**

［组成］天南星、白槿皮、槟榔各 30 克,木鳖子、樟脑各 15 克,斑蝥 30 个,蟾酥 9 克。

［用法］以上共为粗末,加入白酒 500 毫升中浸泡。取药液外涂患处,每日 1～2 次。适用于手足癣。

● **偏方六**

［组成］土槿皮、大枫子肉、地肤子、蛇床子、白藓皮、苦参各 30 克,硫磺、樟脑各 15 克,枯矾 125 克,50% 酒精 2 升。

［用法］土槿皮为粗末,大枫子肉捣碎,硫磺研洗,枯矾打松,加酒精 800 毫升温浸两天,取液;药渣再加酒精 600 毫升浸两天取液,再加酒精 600 毫升取液。将 3 次取得药液混合,再将樟脑以 95% 的酒精溶解后加入上液中,澄清后取药液外用,每日 3 次。适用于手足癣干燥者,糜烂者禁用。

● **偏方七**

［组成］千里光、苍耳草等量。

［用法］将上 2 味药洗净,浓煎成膏状,外敷患部,1 日 1 次,每日更换。

● **偏方八**

［组成］鲜蓖麻叶 30 克。

［用法］将上药揉软贴患处,干后再换药。

● **偏方九**

［组成］樟脑、硼砂、雄黄各 5 克,冰片、枯矾各 1 克。

［用法］研末,外扑患处。每天 3 次。适用于本病湿烂浸淫者。

● **偏方十**

［组成］皂荚 30 克,苦参 15 克,蛇床子 15 克,土槿皮 30 克,大枫子 15 克,凌霄花藤 30 克。

［用法］煎汤,熏洗患处。用于手、足癣。

● **偏方十一**

［组成］大枫子、皂荚、土槿皮、藿香各 15 克,花椒 9 克,地骨皮 6 克,白矾 12 克,野蔷薇根 30 克。

［用法］煎煮 20 分钟后,加醋 250 毫升,先熏后浸洗 30 分钟。

● **偏方十二**

［组成］当归、桃仁、红花各 30 克,青木香 60 克。

［用法］将上药浸泡入 1000 克米醋中 7 天,用药液浸泡患处 20 分钟,每日 1 次,每副中药可适用 10 天,20 天为 1 疗程。适用于角化型手足癣。

● **偏方十三**

［组成］地骨皮 20 克,枯矾 15 克,大枫子 15 克,蛇床子 2 克,防风 15 克,苦参 20 克,当归 20 克。

［用法］浸泡在 500 克米醋中 1 天,滤药取液,用时将药液温热后浸泡患处,每次 30 分钟,早、中、晚各 1 次,连续使用,每副药可用两天。

● **偏方十四**

［组成］曼陀罗鲜根 9 克,雄黄 9 克,明矾 9 克。

［用法］水煎数沸,去药渣,待温时将患处浸于药水中,越久越好,每日 1~2 次。适用于手掌心破溃瘙痒流黄水者。

●偏方十五

［组成］百部、苦参、黄柏、大黄、当归各 21 克,土槿皮 30 克,全蝎 10 只。

［用法］上药为粗末,浸 1000 克醋中 3 天,第 4 天将药醋和药渣一起加温使用。患处浸泡药醋中 30 分钟,每日 1~2 次,每副药可用 7 天左右。

●偏方十六

［组成］鲜侧柏叶适量。

［用法］水煮两三沸,先熏后洗患处,每日 2~3 次。

●偏方十七

［组成］藿香 30 克,黄精、生大黄、皂矾各 12 克。

［用法］将上药放入 1 升醋中浸泡 7 天。用药醋浸泡患处。治疗手足癣。

●偏方十八

［组成］苦瓜叶适量,米糖油少许。

［用法］先用苦瓜叶煎汤洗患处,再用米糖油涂敷。

●偏方十九

［组成］大枫子 30 克,明矾 18 克,地骨皮 30 克,皂角 18 克。

［用法］上药为末,醋调为膏,纱布包裹,手握住,每日 2 次,每次 1 小时。

17．足癣

足癣是由于真菌侵犯足部表皮所引起的浅部真菌病,中医称"脚气""脚湿气"。皮损常初发于单侧趾缝间,初期患处出现粟粒大小水疱,伴有瘙痒,数日后出现白色脱屑,可撕脱,或皲裂脱皮,逐渐浸淫浸延至足跟、足跖。皮损以糜烂、水疱、脱屑、角化为特征。病易反复,入夏加剧,冬日症状减轻,部分患者可出现皲裂。霉菌直接镜检和培养阳性。

　　本病多因传染而得,所以要注意预防。养成良好的卫生习惯,洗脸、洗澡、洗脚用布要分开,并各人自备,鞋袜不要互相换用,夏天尽可能不穿透气不佳的球鞋、胶鞋,应穿透气的布鞋或凉鞋,经常保持足部的干燥清洁。患病后,避免搔抓患处,以防其他部位的感染。本病非疑难病证,但往往因患者不能坚持长期不间断用药而复发,所以要坚持用药至痊愈,治疗期间患者的鞋袜应煮沸消毒或用开水烫洗晒干后再用。

● **偏方一**

　　[组成] 枯矾、广丹各等份。

　　[用法] 研末外撒患处。足癣局部湿烂者。

● **偏方二**

　　[组成] 五倍子15克,苦矾10克,冰片9克。

　　[用法] 为末,香油调糊状,涂于患处。用于各种足癣。

● **偏方三**

　　[组成] 黄丹、五倍子(煅)各等份。

　　[用法] 将黄丹研为细末,再将五倍子微火烤干研为细末,然后装瓶备用。用时将脚洗净擦干,外贴此药。

● **偏方四**

　　[组成] 密陀僧30克,轻粉3克,熟石膏6克,枯矾6克。

　　[用法] 上药共研细末,脚湿烂则干敷,干则桐油调敷。

● **偏方五**

　　[组成] 荆芥叶适量。

　　[用法] 将荆芥叶捣烂,敷脚趾间及痒处。

● **偏方六**

　　[组成] 土大黄、黄精、蛇床子、苦参各500克。

　　[用法] 加醋3000毫升,密闭浸泡7天。用时,每日将患处浸入药液泡30~60分钟,连续7天为1疗程。

● **偏方七**

［组成］黄柏、滑石、枯矾、樟脑各 6 克。

［用法］为末，外扑患处。每日 2～3 次。适用于足癣局部湿烂者。

● 偏方八

［组成］枯矾、樟脑各 24 克，冰片 7 克，滑石 10 克，硫磺、轻粉各 12 克，熟硼砂 10 克。

［用法］为末，外扑患处。适用于足癣局部湿烂者。

● 偏方九

［组成］马齿苋 60 克，百部 30 克，黄柏 15 克，川椒 10 克，明矾 10 克。

［用法］水煎，先熏后浸泡 30 分钟。

● 偏方十

［组成］皂荚 30 克，苦参 15 克，蛇床子 15 克，土槿皮 30 克，大枫子 15 克，凌霄花藤 30 克。

［用法］煎汤，熏洗患处。用于手、足癣。

● 偏方十一

［组成］天南星、白槿皮、槟榔各 30 克，木鳖子、樟脑各 15 克，斑蝥 30 个，蟾酥 9 克。

［用法］以上共为粗末，加入白酒 500 毫升中浸泡。取药液外涂患处，每日 1～2 次。适用于手足癣。

● 偏方十二

［组成］土槿皮、大枫子肉、地肤子、蛇床子、白藓皮、苦参各 30 克，硫磺、樟脑各 15 克，枯矾 125 克，50% 酒精 2 升。

［用法］土槿皮为粗末，大枫子肉捣碎，硫磺研洗，枯矾打松，加酒精 800 毫升温浸两天，取液；药渣再加酒精 600 毫升浸两天取液，再加酒精 600 毫升取液。将 3 次取得药液混合，再将樟脑以 95% 的酒精溶解后加入上液中，澄清后取药液外用，每日 3 次。适用于手足癣干燥者，糜烂者禁用。

● 偏方十三

［组成］当归、桃仁、红花各 30 克,青木香 60 克。

［用法］将上药浸泡入 1000 克米醋中 7 天,用药液浸泡患处 20 分钟,每日 1 次,每副中药可适用 10 天,20 天为 1 疗程。适用于角化型手足癣。

● **偏方十四**

［组成］黄柏、苍术各 20 克,苦参、明矾、紫草、徐长卿各 30 克。

［用法］加水煎至 1000 毫升,倒入盆中,先熏患足,待水温适宜时将足放入药液中泡 20~30 分钟,每日 1 剂,早晚各 1 次。

● **偏方十五**

［组成］鲜蒲公英、鲜败酱草各 500 克。

［用法］洗净切碎,放盆中加水 1500 毫升,煮开后再煎 10 分钟,待药液温,泡足,凉后再加热浸泡,每剂如此反复 3 次即可。

● **偏方十六**

［组成］藿香 30 克,黄精、生大黄、皂矾各 12 克。

［用法］将上药放入 1 升醋中浸泡 7 天。用药醋浸泡患处。治疗手足癣。

18. 甲癣

甲癣是真菌侵犯指(趾)甲板所引起的疾病,多继发于手足癣,中医称为“灰指甲”。主要表现为病甲增厚、不平,呈灰白色,游离缘可见甲下碎屑,病甲与甲床分离,直接镜检及细菌培养阳性。中医称“灰指甲”。

● **偏方一**

［组成］川楝子 10 枚。

［用法］川楝子去皮浸泡至软,捣成糊状后加凡士林适量,包敷患指(趾),两天后取下。一般连用两次见效。

● **偏方二**

［组成］鸦胆子适量。

[用法] 将鸦胆子去壳,先将病区趾或指甲用温热盐水浸泡20
～30 分钟,使其发软,再用小刀将萎缩松软部分去掉。
并用另一拇指、食指隔塑料薄膜捏住鸦胆子挤压,用压
出油涂病区,每甲 1～2 粒,每日 1 次。

● 偏方三

[组成] 白凤仙花适量。

[用法] 和蜜捣烂,先将病区趾或指甲用温热盐水浸泡20～30
分钟,使其发软,再用小刀将萎缩松软部分去掉,将药
泥外敷。

19. 硬皮病

硬皮病是一种以皮肤胶原纤维硬化为特征的慢性局限性或
泛发性皮肤结缔组织病。一般经过红肿、硬化及萎缩三个阶段,
受累皮肤常与深部组织固着,不易移动,因而可造成面貌变形和
相应器官的功能障碍。中医的"皮痹"属本病范畴。本病原因不
明,可表现为多系统受损害,先见皮肤,继而累及内脏,特别是胃、
肠。多发生于 25～55 岁间,女性多于男性。

局限性硬皮病:皮损为硬化性斑疹,表面光滑如蜡,消退后可
萎缩,色素沉着或脱失等,其形态、大小、数目不等,躯干部多为斑
片状,在头面、颈胸、四肢部者多呈带状或点滴状。系统性硬皮
病:初起皮损呈实质性水肿,以后渐变硬化而干燥,有蜡样光泽,
伴以色素增加或脱失,最终皮肤、皮下组织和皮肤附属器均呈萎
缩,以致皮肤紧贴骨骼如木板样硬化,毛发脱落,出汗障碍,早期
多见于肢端,并有动脉痉挛现象,后期可侵犯身体各部而出现各
种相应症状。

● 偏方一

[组成] 豆腐适量。

[用法] 按病变部位大小将豆腐切成薄片,放置砂锅内加热,待
温度降至能忍受时敷患处,每次两片,轮换热敷,豆腐

可反复加热,使用至无浆析出后弃去。每日 1 次,每次
15 分钟。

● **偏方二**

[组成] 群药类:鲜羊蹄根、梗、叶、大枫子、百部、皂刺各 60 克,
鲜凤仙花、羊踯躅花、透骨草、马钱子、苦杏仁、银杏、蜂
房、苦参子各 30 克,山甲、川乌、全蝎、斑蝥各 15 克,金
头蜈蚣 15 条;药面类:白芨面 30 克,藤黄面、轻粉各 15
克,硇砂面 10 克。

[用法] 将香油 4 千克、生桐油 1 千克倾入铁锅内,浸泡群药后,
文火炼成深黄色,离火后过滤,再将药油置武火上,熬
炼至滴水成珠,每千克油加官粉 420 克、漳丹 60 克,药
面 60 克,松香 60 克,制成脱色拔膏棍,外贴患处,每隔
3 ~ 4 日更换 1 次。

● **偏方三**

[组成] 桃、柳、槐、榆树枝各33厘米,乳香、没药、羌活、千年健、
三七、鸡内金各 15 克,香油 500 毫升。

[用法] 先将香油煎开,入上药,炸至焦黄去药渣,趁热加入黄
丹 250 克制成药膏。用时将药膏加热后敷贴患处,冷
后更换,每日 1 次。

● **偏方四**

[组成] 葫芦茶、(荨麻科)糯米藤各等份。

[用法] 和盐共捣烂,敷患处。

● **偏方五**

[组成] 雾水葛叶、葫芦茶叶各适量。

[用法] 和盐共捣烂,外敷患处,并用雾水葛叶和葫芦茶煎水洗
擦患处。

20. 剥脱性皮炎

剥脱性皮炎又称红皮病,是一种累及全身或广大皮肤表面,

以弥漫性潮红,持续性大量脱屑为主要特征的慢性炎性皮肤病。目前其病因尚不明确,分为原发性与继发性两种。中医称为"红皮"。急性者发病常有发热、寒战、倦怠等前驱症状,初发常在四肢屈侧或关节屈面发生局限性红斑,迅速扩延全身,呈广泛潮红,并有轻度水肿或浸润,大多干燥。少数患者可出现湿润结痂,继而大量脱屑,鳞屑大小不一,糠麸至叶状,可有显著性皮肤浸润,头面部因皮脂较多或继发感染致鳞屑厚积可与头发粘连在一起。手足掌面常呈大片脱皮,如破手套、破袜套状。毛发稀少或脱落,指趾甲肥厚,颜色灰黄,最后可脱落。常伴有浅表淋巴结肿大。急性者1~2月可以缓解,但可反复发作。可见于任何年龄,以中老年多见,男多于女。

- **偏方一**

  [组成] 滑石600克,月石90克,龙骨120克,川贝18克,冰片、朱砂各18克。

  [用法] 上药共为细末,用凡士林调匀,使之成20%的软膏,冬季可适量加入香油贴敷患处。适用于皮肤干燥,脱屑者。

- **偏方二**

  [组成] 生甘草60克。

  [用法] 加水煎液,以毛巾或纱布蘸药液湿敷患处,每日1次,10次为1疗程。

- **偏方三**

  [组成] 蓖麻油。

  [用法] 蓖麻油外敷患处。

- **偏方四**

  [用法] 3%硼酸水湿敷患处。适用于本病渗出部位。

21. 毛囊炎

毛囊炎是毛囊部发生的急性、亚急性、慢性化脓性或非化脓性炎症。化脓性者主要是由葡萄球菌侵入毛囊所致,非化脓性的多与职业或某些治疗因素有关。好发于头部、胸背、四肢和臀部。初起患处骤然发生红色粟疹,中有毛发穿过,形若粟粒,散在或攒集,周边红晕,时有痒痛,数日后疮顶可见白色脓头,疼痛加剧,疮周皮肤焮红或脂水渗流,一般5~7天可吸收、干燥、结痂。愈后不留瘢痕。部分患者可反复发作,达数周或数月,一般无全身症状。

依其发病部位的不同,祖国医学中有多种名称,发于颈部的称"发际疮",发于胡须部者称"须疮",发于臀部者称"坐板疮"。认为其发作多因湿热毒邪,也与体质虚弱、局部皮肤不洁有关。分热毒型、湿热型。热毒型局部鲜红坚硬结节,灼热疼痛或刺痒,伴有发热、淋巴结肿大,舌红。湿热型局部红肿小结节,中央有小脓疱,或溃破溢脓血,疼痛,瘙痒。

● 偏方一

[组成] 黄柏30克,黄连3克,芦荟6克,苍术、滑石各9克,松香12克,冰片0.6克。

[用法] 共研细粉,撒于患处。

● 偏方二

[组成] 大黄粉适量。

[用法] 醋调,涂患处。每日2次。

● 偏方三

[组成] 生大黄、黄柏、姜黄、白芷各25克,天南星、陈皮、苍术、厚朴、甘草各10克,天花粉50克。

[用法] 上药共为细末,用蜂蜜或茶水,或加50%~70%的凡士林,调膏,外敷于患处,每日1次。

● 偏方四

[组成] 大青叶60克,乳香、没药、黄柏、生大黄、明矾、漳丹、川黄连、铜绿、胆矾、芙蓉叶、五倍子各30克。

[用法] 共研细末,加50%~70%的凡士林,调膏,外敷于患处。

● 偏方五

［组成］白芨、白蔹、枯矾各等份。

［用法］药为细面,先用生理盐水或双氧水清洗患部,用植物油调药粉呈糊状,敷于疮面,每日1次,10次为1疗程。

● **偏方六**

［组成］大黄9克,黄柏12克,雄黄9克,硫磺9克。

［用法］共研细末,麻油调外敷。

● **偏方七**

［组成］甘蔗皮适量。

［用法］烧存性,香油调涂患处。治疗坐板疮。

● **偏方八**

［组成］乌贼骨15克,雷公藤9克。

［用法］共为细末,擦患处。治疗坐板疮。

22．神经性皮炎

神经性皮炎是常见慢性皮肤病,病因不明,但与神经精神因素有明显关系。以皮肤苔藓样变及剧烈瘙痒为临床特征。属中医学的"牛皮癣""摄领疮""顽癣"范畴。初起自觉皮肤瘙痒,经反复搔抓后出现扁平圆形或多角形丘疹,密集成群;历时稍久,则相互融合,皮肤增厚、干燥、粗糙,呈苔藓样变。皮损边界清晰,呈正常皮色或淡褐色,可伴色素沉着。好发颈后、颈侧、肘窝、腘窝、股内侧、尾骶部、腕、踝等摩擦部位。局部有阵发性剧烈瘙痒,夜间尤甚,搔抓后可造成表皮剥失,引起湿疹样变及继发感染。病程缓慢,多年不愈,易复发。

● **偏方一**

［组成］蒜头适量。

［用法］捣烂,用纱布包裹,外敷患处,另用艾条隔蒜灸患处到感觉疼痛为止。隔日1次。

● **偏方二**

［组成］芫花根适量。

［用法］晒干,研末,用醋或酒调敷。

● 偏方三

［组成］鲜白头翁叶适量。

［用法］将鲜白头翁叶浸泡于凉水中以防干瘪备用。同时将叶
轻轻揉搓,使其渗出汗液,将叶展开贴皮损处,上盖两
层纱布,嘱患者以手轻轻加压,5 分钟即有灼痛,20 分
钟痒感消失,此时可将药、布一并除去。患者苔藓化明
显时,最好用热水清洗,使苔藓部分变软。按皮肤大小
敷药,一次敷贴不超过 80 平方厘米。如果皮损波及发
际,最好将其局部头发剃去;如有多处损害,在距第一
次敷药 4 天后,再行第二次贴敷,如用 48 小时,损害处
不起泡,痒感不消失,需再次贴敷。贴敷时间 20 ~ 25
分钟。

● 偏方四

［组成］连翘、独活、五倍子、黄柏各 20 克,大枫子肉、白藓皮各
50 克,防风、苍术、苦参各 15 克。

［用法］上药共研细末,分成两包,用双层纱布包好,隔水蒸 15
分钟,先取一包蒸敷患处,2 ~ 3 分钟,将此包放入锅中
再蒸(保持热度 50 ~ 70℃),再取另一包蒸敷,交替使
用。每次需 30 分钟,每日 1 次,每帖药可用 5 ~ 7 次,20
天为 1 疗程。

● 偏方五

［组成］斑蝥粉 2 份,砒霜 1 份。

［用法］将 2 味药混匀,加白醋调成糊状,涂敷患处约半小时,刺
破所起水泡,吸干液体,涂消炎药膏。

● 偏方六

［组成］生半夏、斑蝥、白狼毒各等份。

［用法］上药共研极细末,适量米醋调成糊状敷患处,敷药后局部
有刺激感,遂起水泡,24 小时水泡消失,继而结痂、痊愈。

●偏方七

[组成] 大戟 30 克。

[用法] 洗净,剥去老皮,切碎,加水煎煮,直至用手一捻即成粉末为止。后用纱布过滤,药液继续煎煮浓缩至一定黏度,冷后涂纱布上贴患处,每日或隔日 1 次。

●偏方八

[组成] 百部 30 克。

[用法] 泡入 100 毫升白酒中,用药酒外涂患处。适用于本病皮肤干燥粗糙增厚者。

●偏方九

[组成] 石榴皮适量。

[用法] 炒炭,和香油调成糊状,外涂患处,每日 2 次。

●偏方十

[组成] 雄黄 5 克,骨碎补 15 克,大蒜头 1 只。

[用法] 共捣烂,加酒、醋各 30 毫升泡 3 天,取液外擦患处。

●偏方十一

[组成] 轻粉、红粉、樟脑各 3 克,冰片 1 克。

[用法] 共研细末,装瓶密闭备用。用时外撒患处,揉擦 3~5 分钟,每日 2~3 次。

●偏方十二

[组成] 枯矾 10 克,胆矾 6 克,硫磺、松香、制水银、密陀僧各 10 克,冰片 3 克。

[用法] 共为细末,加凡士林调匀涂患处。

●偏方十三

[组成] 官桂、良姜、细辛各 1.5 克,斑蝥 10 个(研碎)。

[用法] 放入白酒 90 克,浸泡 7 天,每日震摇 1 次,滤除药渣,加入甘油 30 毫升。先将患处用温水洗软,再用药水涂擦患处,每日或隔日 1 次。治疗期间戒酒及刺激性食物。

●偏方十四

[组成] 鲜鸡娃草适量。

[用法] 捣烂,敷局部。每日 2 次。3~5 天为 1 疗程。

● **偏方十五**

[组成] 烟胶 9 克,寒水石 9 克,白矾 9 克,花椒 4.5 克。

[用法] 共为末,猪油调,涂擦患处。

● **偏方十六**

[组成] 旱柳叶 30 克,葱白 24 克,明矾 1.5 克,猪油、食盐适量。

[用法] 共捣烂,布包涂患处。每日 3 次,6 天为 1 疗程。

● **偏方十七**

[组成] 松香、猪油各适量。

[用法] 煮成糊状,涂患处,每日数次。

● **偏方十八**

[组成] 槟榔 250 克,紫荆皮 1000 克,百部 1200 克,斑蝥 125 克,樟脑 210 克,60% 酒精适量。

[用法] 取前 4 味药为粗粉,浸泡入酒精 7 天,过滤去渣,加入樟脑使之溶化,再加酒精至 8000 毫升,摇匀。涂患处。

● **偏方十九**

[组成] 斑蝥 6 克,花椒 12 克,冰片 6 克,徐长卿 15 克,大蒜头 2 个。

[用法] 上药加入 45% 酒精 500 毫升中浸泡数天,滤去药渣。涂滤药,如出现小水泡暂停使用,涂炉甘石洗剂或龙胆紫,待水泡消失后,继续使用。

23. 夏季皮炎

夏季皮炎是指由于外感暑热,复受风邪郁于肌肤所致的一种皮肤疾病。多见于成年人,容易反复发作,以四肢多见,局部潮红、丘疹,秋凉后自行消失。成年人多见,以往夏季大多有同样病史,好发于四肢伸侧面,常呈对称性,严重者可蔓延至其他部位。先是皮肤潮红,继而发出成片细小丘疹,自觉剧痒,抓破不渗水,可形成血痂,至秋凉后皮疹自行消失,严重者伴有烦躁、胸闷、纳呆、睡眠不安、小便短赤等症状。

● 偏方

[组成] 艾叶、摇竹消、路路通各 30 克,蚕沙 60 克。

[用法] 上药共煎汁,以纱布蘸药液湿敷痒处,1 日 2 次,可连续应用,次数不受限。

24．疱疹样皮炎

疱疹样皮炎是一种原因不明的皮肤病,常呈慢性反复性的小水泡表现。皮疹可有红斑、小水泡、丘疹、丘疱疹,水疱常沿红斑呈环状排列,好发于四肢及腰部等处,剧烈瘙痒。皮疹成批出现,愈后残留色素沉着。多数于 24 小时内局部红肿或发生水疱。

● 偏方一

[组成] 大黄面 30 克,黄芩面 30 克,寒水石面 30 克,青黛 2 克,甘草油适量。

[用法] 上药混合均匀,然后加入甘草油调拌匀成膏,敷贴患处。每日 1 次。10 次为 1 疗程。

● 偏方二

[组成] 炉甘石液。

[用法] 外涂炉甘石液。

● 偏方三

[组成] 野菊花或茎叶各适量。

[用法] 煎浓汤外洗患处,并用纱布蘸药液敷患部,每日数次。

25．稻田皮炎

稻田皮炎是指从事水田作业过程中所发生的皮肤病,是水稻种植地区常见病多发病,病因不全清楚,长时间浸于温度较高的水田和机械摩擦可能是发病的主因。一般分三型:浸渍糜烂型皮炎,中医称"水渍疮";禽兽类血吸虫尾蚴皮炎;其他因素所致的接触型皮炎。浸渍糜烂型皮炎主要表现为:一般在下水 3~5 天左右发病,指(趾)缝间表皮浸渍、发白、起皱、糜烂,自觉疼痛和瘙痒;禽兽类血吸虫尾蚴皮炎表现有:病变发生在接触水的部位,局部先觉微痒,而后发生菜籽大红点,后发展成绿豆大的水肿型丘疹、水疱,色淡或鲜红,呈散在性分布;其他因素所致的接触型皮炎:呈湿疹样皮炎改变,有红斑、丘疹、水疱,也可因搔抓而发生糜烂、结痂样损害,自觉瘙痒。

● 偏方一

[组成] 鲜墨旱莲 4000 克,明矾 75 克,冰片少许,凡士林 1500 克。

[用法] 先将各药共研细末,与凡士林调成膏,敷贴患处。适用于皮炎有糜烂面者。

● 偏方二

[组成] 密陀僧 15 克,凡士林 70 克。

[用法] 将密陀僧研粉,与凡士林调和成膏,敷贴患处。

● 偏方三

[组成] 鲜枫杨叶。

[用法] 浸泡入 50% 酒精中 24 小时。用消毒棉签蘸药液涂患处,每日数次,一般 2~3 天愈。

● 偏方四

[组成] 鲜蓬子菜 1000 克,黄柏 15 克。

[用法] 蓬子菜加水 4500 克熬,过滤去渣,加黄柏粉再熬,制成500 克膏,外涂患处。

● 偏方五

[组成] 稻草、明矾各等量。

[用法] 先将稻草切碎加水煮沸 30 分钟,应用前 10 分钟再加入明矾,外洗。

26．面部色斑

面部色斑是指颜面部的色素加深性皮肤病。多见于颜面的色素斑呈黄褐色至暗褐色,形状不规则,边界清楚或模糊不清,邻近者有融合倾向,尤以两颊、额、鼻、唇及下颏处多见,一般无自觉症状。

● **偏方一**

[组成] 白附子、白芨、白蔹、白芷、白僵蚕、白茯苓、白术各等份。

[用法] 为末,用鸡蛋清调做饼,阴干,用时水调敷面并按摩片刻。治疗面色暗有雀斑。

● **偏方二**

[组成] 白附子、密陀僧、牡蛎、白茯苓、川芎各60克。

[用法] 共为末,和羊乳液涂面并按摩,次晨用水洗去。

● **偏方三**

[组成] 当归、川芎、沙参、柴胡、防风、天花粉各20克,冬瓜仁、白芷、白芨、绿豆各10克。

[用法] 将上药混合研末,取药粉10克,蜜糖、3%双氧水3毫升,10%枸橼酸钠5毫升,精面粉及40℃水少许混合成糊状,将中药糊剂敷于面部,温热棉垫覆盖,30分钟后清除,并按摩面部,每周1次,10次为1疗程。治疗黄褐斑。

● **偏方四**

[组成] 乳香、没药、穿山甲、葛根、山楂、厚朴、鸡矢藤各100克,桂枝、甘草各30克,细辛、冰片各15克。

[用法] 将山楂、葛根、甘草、白芍共煎2次,浓缩成膏;乳香、没药共溶于95%酒精中,其余诸药(冰片除外)共研细粉;将药膏和乳没液混合烘干,研细粉,合诸药末加冰片混匀放瓶中密贮备用,用时取药粉100毫克敷于脐中,上盖软纸,再用药棉压紧,外用胶布固定。3~7天换药1次。用于面部色斑。

● **偏方五**

［组成］白茄子适量。

［用法］切成薄片,贴敷雀斑处,隔夜贴1次,次日早去掉。治疗面部雀斑。

● 偏方六

［组成］丁香、乳香、松香、檀香、降香各3克,全蝎、蜈蚣、壁虎、马蜂各1.5克,黑蜘蛛1克,蟾酥0.5克。

［用法］上药晒干,研极细末,混合高压灭菌,装瓶备用。用时去药粉少许,白米醋调成糊状,每晚睡前涂敷患处,范围略大于患处,不可太厚,第二天早起用温水洗去,连用10~20天。适用于雀斑、黄褐斑、黑斑、粉刺等。

● 偏方七

［组成］李子仁末适量。

［用法］和鸡子白敷局部。

● 偏方八

［组成］白附子末,白蜜各适量。

［用法］睡前用水洗净面部,白蜜和药末调涂纸上,贴患处。治疗面色黑暗而干粗。

● 偏方九

［组成］续随子适量。

［用法］捣烂涂患处。治疗黑痦子,疣。

● 偏方十

［组成］山慈姑根适量。

［用法］捣烂涂敷面部。治疗面干粗而黑暗。

● 偏方十一

［组成］羊胆、猪胆、细辛各等份。

［用法］煎3沸,夜晚涂患处,第二天早晨用水洗去。治疗产后面干粗而黑暗。

● 偏方十二

［组成］乌蛇60克。

［用法］烧灰,细研粉末,用腊月猪油调涂患处。治疗面部疮及黑褐斑。

27．酒渣鼻

酒渣鼻是以鼻部发红,起粟粒样丘疹脓疱,状如酒渣,局部毛细血管扩张为主要特征的慢性皮肤病。多发生于中年人,病情进展缓慢,无自愈倾向,可分为红斑期、丘疹期、鼻赘期三期。红斑期:初发于鼻部及其两侧,呈暂时性潮红,刺激性饮食或精神兴奋后更加明显。日久呈持续性红斑,皮肤可见有毛细血管扩张,轻度刺痒。丘疹期:红斑上逐渐出现丘疹、结节、毛细血管扩张明显,或有小脓疱。鼻赘期(多属瘀血型):患者鼻部结缔组织增殖,丘疹、结节增大,使鼻部肥大,凹凸不平。同时,皮脂腺分泌旺盛,出现粉刺,毛囊口扩张,毛细血管明显扩张,鼻部呈青紫色。

本病因肺胃蕴热及瘀血凝结所致,嗜酒、喜食辛辣油腻者易发。治疗的同时应避免精神紧张激动,忌酒、辛辣、浓茶、咖啡等,多吃新鲜蔬菜和水果,饮食不要过饱,保持大便通畅,每天用温水和性质柔和的中性肥皂洗脸,不宜用刺激性强的碱性肥皂,保持皮肤清洁,并避免过热过冷的刺激。

● 偏方一

［组成］硫磺、大黄各等份。

［用法］研为细末,凉水调擦患部。适用于红斑期。

● 偏方二

［组成］核桃仁、蓖麻仁、硫磺、大枫子仁、轻粉各9克,水银、樟脑各6克,冰片3克。

［用法］共研如泥,纱布包裹,外擦患处,每日3次。每次3分钟。用时应先在手臂皮肤上涂抹,无过敏现象者方可使用。

● 偏方三

［组成］百部、苦参、蛇床子、土槿皮、黄柏、乌梅、野菊花、土茯

苓各 15 克。

　　[用法] 加水 1000 克,水煎作冷湿敷,早晚各 1 次,每次 15 ~ 20
　　　　　 分钟。每日 1 剂。

●偏方四

　　[组成] 马蔺子花适量。

　　[用法] 捣烂,外敷患处。

●偏方五

　　[组成] 乌梅适量。

　　[用法] 捣烂外敷。

●偏方六

　　[组成] 仙人掌适量。

　　[用法] 捣烂外敷。用于红斑期。

●偏方七

　　[组成] 生白果 6 克。

　　[用法] 嚼烂,敷患处,久敷见效。

●偏方八

　　[组成] 硫磺、槟榔各等份,樟脑少许。

　　[用法] 为末,布包,时时擦之,加蓖麻油更佳。治疗酒渣鼻红肿。

●偏方九

　　[组成] 荸荠粉适量。

　　[用法] 常擦患处。治疗酒渣鼻。

●偏方十

　　[组成] 凌霄花 14 克(为末),硫磺 30 克(研末),腻粉 3 克,胡
　　　　　 桃 4 枚(去壳)。

　　[用法] 将前 3 味药和匀,后入胡桃肉,共研如膏,用生绢蘸药,
　　　　　 频频擦患处。治疗鼻生渣疱。

●偏方十一

　　[组成] 大枫子仁、木鳖子仁、轻粉、硫磺各适量。

　　[用法] 为末,每晚水调涂患处。

●偏方十二

[组成] 桃仁9克,珍珠1~1.5克,麻仁6克,轻粉0.15克,红粉0.15克。

[用法] 将上药共研细末,加入冷却凝固的猪油适量,搅匀,装瓶备用。用时先用温水将鼻洗净擦干,后用药外敷患处,每日1~2次,10次为1疗程。

●偏方十三

[组成] 生石膏、生石灰各等份。

[用法] 研细末装瓶备用。先用温水将鼻部洗净擦干,视患处大小取药粉适量,加烧酒调糊状,外敷患处。每日1次。皮肤有破损者禁用。

●偏方十四

[组成] 黄柏5克,大黄5克,青黛4克,硫磺4克,珍珠1克,轻粉1克。

[用法] 先取大黄、黄柏烤干后研细末,把珍珠、轻粉、青黛、硫磺研细,然后将诸药粉混合,加入煎好并冷却的猪油,搅匀备用。用时先将患处温水洗净擦干,涂敷药膏。每日3~4次,10次为1疗程。适用于瘀血型酒渣鼻。

●偏方十五

[组成] 凌霄花10克,密陀僧3克。

[用法] 共研末,水调成糊,外敷患处。

28. 美发

●偏方一

[组成] 垂柳叶、生姜汁各适量。

[用法] 将垂柳叶阴干,为末,用生姜汁在铁器中调和,夜间涂眉并按摩至发热。治疗眉毛脱落。

●偏方二

[组成] 麻子仁100克,白桐叶30克。

[用法] 洗米水煮沸五六次,去渣,洗浸头发。治疗须发脱落
不生。

● **偏方三**

[组成] 鲜柏枝 30 克。

[用法] 水煎,浓缩至 20 毫升,先用鲜生姜涂擦患处,后用柏枝
水反复涂擦。每日数次,两月左右可生新发。治疗
脱发。

● **偏方四**

[组成] 莲子草适量。

[用法] 捣烂取汁,磨铁器涂眉上并按摩。每日 3 次。治疗眉毛
脱落。

● **偏方五**

[组成] 紫荆皮、补骨脂、白芷、菟丝子、羌活、斑蝥、樟脑。

[用法] 浸泡于高粱酒中,外擦患处,每日 3～4 次。治疗脱发。

● **偏方六**

[组成] 黑芝麻、何首乌、桑葚子。

[用法] 用 95% 的酒精浸泡 20 天,外擦患处。治疗脱发。

● **偏方七**

[组成] 侧柏叶 0.5 升,附子 30 克。

[用法] 共捣烂,和猪油调和,做成 30 个药丸,将 1 个药丸放水
中洗发,其余药丸密闭备用。治疗落发。

29. 狐臭

狐臭是一种腋下汗出带有狐骚臭味为特征的皮肤病。多见
于青年男女,以妇女更多见。初起腋下易于出汗,逐渐汗液色黄
如橙汁,沾染衣物,带有臭气,夏季或多汗时臭气加剧。患者腋下
有棕色纹缕,汗出黏腻,如膏脂,味若狐臭,严重者乳晕、脐、腹股
沟部等处均可有臭秽之气。病因湿热内蕴所致。

● **偏方一**

[组成] 密陀僧 1 份,去皮大蒜 3 份。

[用法] 将密陀僧研末,与大蒜共捣烂如泥,每次取 5 克左右,摊纱布上,贴腋下,胶布固定,每日换药 1 次,7 天为 1 疗程,一般用药 2~4 天。

● 偏方二

[组成] 胡椒粉、牛脂各等份。

[用法] 将胡椒粉调入牛脂中,拌匀,外敷患处,每日 1 次,连用 1 周。

● 偏方三

[组成] 香樟根适量。

[用法] 为细末,加入生米饭混合成团,搓揉腋下。

● 偏方四

[组成] 滇香薷鲜品适量。

[用法] 捣烂敷于腋下,每日 1 次,连用 1 周。

● 偏方五

[组成] 粉霜、水银各等份。

[用法] 以面脂调和。外涂患处。

● 偏方六

[组成] 石绿 9 克,轻粉 3 克。

[用法] 浓醋调,涂患处。

● 偏方七

[组成] 雄黄、石膏各 250 克,白矾 500 克。

[用法] 石膏研末,放锅中煅成白色,再将雄黄、白矾研细,混合均匀,密闭保存。用时将手指沾湿后,蘸适量药粉成糨糊状,涂于腋窝部,每日 1 次,连续涂至治愈。

30.鸡眼

鸡眼是由于皮部长期受压和摩擦引起的角质增生性损害。为边界清晰的淡黄色或深黄色、圆形或椭圆形角化过度,绿豆至黄豆大小,平于皮面或略高于皮面。若削去外层则可见到致密的核心向下植入真皮,似置入的圆锥。当局部受外力压迫时可引起明显的疼痛,甚至呈切割样疼痛。损害多发生于趾背跖侧,发生于两趾间的损害由于汗浸渍,表面变软呈白色,故又称软鸡眼;发生于趾背、趾侧的损害,表面角化明显的称硬鸡眼。在有骨刺的部位常出现顽固性鸡眼。

● 偏方一

[组成] 大蒜头 1 个,葱白 10 厘米,花椒 3～5 粒。

[用法] 将上药共捣烂如泥,视鸡眼大小取不同量药泥敷于鸡眼上,用卫生纸搓一细条围绕药泥,纱布包扎,密封。24 小时后除去胶布及药泥,3 日后鸡眼开始变黑,逐渐脱落。

● 偏方二

[组成] 蜂胶适量。

[用法] 先用热水浸泡患处,并用刀削去表层增生的组织,然后将稍大于患处的小饼状蜂胶紧贴患处,胶布固定,隔 6～7 天后鸡眼自行脱落,鸡眼脱落后需再贴药 6～7 天,直到患处皮肤长好为止。

● 偏方三

[组成] 红花 3 克,地骨皮 6 克。

[用法] 共研细末,加适量面粉和麻油调成糊状,密封备用。外敷时先将患部老皮削去,外敷药物,纱布固定,两天换药 1 次。

● 偏方四

[组成] 干蜈蚣 30 条,乌梅 9 克。

[用法] 研末,加菜油适量,浸泡 7～10 天。先用淡盐水泡患部 15～25 分钟,待粗皮软化后除去,外敷药膏,纱布固定,12 小时换药 1 次。

● 偏方五

［组成］乌梅 3 克,食盐 3 克,陈醋适量。

［用法］将乌梅泡入盐开水中 1 天,去核捣烂,加醋如泥,贴患处,1 日换药 1 次,2～3 次即可。

● 偏方六

［组成］纯石碱、生石灰等量,2% 普鲁卡因适量。

［用法］将前 2 味研末,加 2% 普鲁卡因溶液调成糊状,外敷患处,周围用胶布保护皮肤,当局部有灼热感时停用。

● 偏方七

［组成］鸦胆子 11～13 粒,水杨酸粉 1.5 克。

［用法］鸦胆子去壳捣碎,与水杨酸粉拌匀,放胶布上。再取 1 胶布中间剪洞,贴患处,使患处正好露出,然后将有药的胶布贴上,10 天后换药 1 次。敷贴期间避免下水出汗,否则容易感染糜烂。

● 偏方八

［组成］鲜石胡荽适量。

［用法］捣烂外敷患处,敷前将患处老皮去掉。

31. 粉刺

粉刺是一种常见于青春期的毛囊皮脂腺疾病。临床以毛囊丘疹、黑头粉刺为主要特征,一般在青春期后可以自愈。现代医学称"寻常痤疮"。多因肺经血热或脾胃湿热所致。好发于皮脂腺丰富的颜面部及胸背部,散在出现红色或正常皮色毛囊性丘疹,有的顶端有黑色小点,称黑头粉刺,用手挤压可排出乳白色脂粒;有的呈灰白色的小丘疹,称白头粉刺。患者应注意皮肤清洁卫生,用温水洗脸,将皮肤存留的皮脂和皮屑洗净。洗后不宜擦油膏。黑头粉刺一般可将脂粒挤出,但应注意防止感染。平日应劳逸结合,少吃辛辣刺激及油腻的食物,多吃新鲜蔬菜和水果,保持大便通畅。

● 偏方一

［组成］硫磺、大黄各等份。

［用法］研为细末,凉水调擦患部。

● **偏方二**

［组成］刺猬脂肪 15 克。

［用法］入锅中文火熬油,待凉后微凝成浅黄色,敷患处,每晚 1 次。对有结节、脓肿或破溃者疗效不佳。

● **偏方三**

［组成］丹参、白芷、野菊花、蜡梅花、金银花、月季花、大黄各 9 克。

［用法］水煎取药液,用毛巾或纱布蘸药汁热敷患处,每日 2 ~ 3 次。每次 20 分钟。

● **偏方四**

［组成］紫草适量。

［用法］煎油,用药油涂患处。

● **偏方五**

［组成］斑蝥(去足、翅),蜂蜜少许。

［用法］将斑蝥研细末,蜂蜜少许调成泥状,取药膏贴在患处,外用纱布固定,10 ~ 15 小时后,患处起水泡,痤疮便浮离皮肤脱落,局部涂以消炎膏,经 5 ~ 7 天后可结痂脱落。斑蝥有毒,勿入口眼中。

● **偏方六**

［组成］紫皮大蒜 5 ~ 10 瓣,葱白 5 ~ 10 根。

［用法］共捣烂为泥,敷在痤疮上,纱布覆盖,胶布固定。24 小时后揭去,局部发泡,痤疮便浮离皮肤,5 ~ 7 天后可自然脱落。

● **偏方七**

［组成］白石脂 30 克,白蔹 30 克,苦杏仁 30 克。

［用法］上药共为细末,用鸡蛋清调敷患处。

● **偏方八**

［组成］芦荟(榨汁)5 克。

［用法］加入普通化妆品 50 克左右中,拌匀,外涂患处。
●**偏方九**
［组成］苦参 60 克,菖蒲 30 克。
［用法］煎汤,熏洗患处。

32．皮肤瘙痒症

　　瘙痒症是一种自觉皮肤瘙痒而无原发皮肤损害的皮肤病。祖国医学称为"痒风""风骚痒""肛门作痒""阴痒"。患者全身或局部瘙痒,呈阵发性,夜间较重,经常瘙痒剧烈,难以忍受,不能安眠,但无任何皮肤病变。由于患者经常搔抓,可出现抓痕、血痂、色素沉着、湿疹、苔藓样变等损害,也可继发感染。老年人发作以躯干、下肢较重,称为老年性瘙痒病。局限性瘙痒病有肛门瘙痒、阴囊瘙痒和女阴部瘙痒。本病与风邪侵袭、血虚生风、湿热蕴结所致。冬季发病较多。

●**偏方一**
［组成］红花、桃仁、杏仁、生栀子仁各等量,冰片适量。
［用法］将前 4 味药研末,加入冰片,用凡士林或蜂蜜调成糊状,摊成 3 厘米 ×3 厘米 ×1 厘米大小的药饼,直接贴患处,外用胶布固定。每日 1 次。

●**偏方二**
［组成］川椒、杏仁各适量。
［用法］研成膏,涂掌心,合覆阴囊而卧。适用于阴囊瘙痒。

●**偏方三**
［组成］何首乌 30 克,艾叶 38 克,地肤子、浮萍、白芷、石楠叶、黄芩、松节、独活、羌活、防风、荆芥、甘草、芒硝各 10 克,薄荷各 5 克。
［用法］加水煮沸 30 分钟,放温,毛巾蘸药汁擦洗痒处,1 剂可用 3～4 次。一般 1 次轻,两次愈。

●**偏方四**

[组成] 大蒜、花椒、赤芍、当归、白芷、蜂房、羌活各 10 克,白矾
　　　30 克。

[用法] 煎汤,熏洗患处。

● **偏方五**

[组成] 艾叶适量。

[用法] 煎汤,熏洗患处。

● **偏方六**

[组成] 苦参、雄黄各 10 克,蛇床子、地肤子各 30 克。

[用法] 煎汤,熏洗患处。

● **偏方七**

[组成] 苦参、蛇床子、威灵仙各 30 克,川椒、白矾、香附子、白
　　　芷、狗脊、细辛、桂心各 10 克。

[用法] 煎汤,趁热熏洗患处。适用于肛门及阴囊瘙痒病。

● **偏方八**

[组成] 徐长卿、牛含水,或软蒺藜、地肤子,或鲜竹叶、桉树鲜
　　　叶,或三角风全草适量。

[用法] 煎水,外洗。

● **偏方九**

[组成] 苦树皮、黄柏各适量。

[用法] 共研细粉,撒布患处。

● **偏方十**

[组成] 蛇床子、鹤虱各 30 克,威灵仙、苦参各 15 克,狼毒、当归
　　　各 10 克。

[用法] 煎汤,趁热熏洗坐浴。适用于女阴瘙痒病。

33. 肌肉注射后硬结

　　注射后硬结是由于长期肌肉注射或注射不易吸收的药物,而
造成注射部位出现硬块、疼痛等症状。

● **偏方一**

〔组成〕硫酸镁 50 克。

〔用法〕加入开水 100 毫升中,使之溶化,浸入纱布,热敷在患处,上面再放热水袋或热砂袋,每 7 分钟换 1 次纱布,每次换 3 次,每日 3 ~ 4 次。

● **偏方二**

〔组成〕大黄、食醋各适量。

〔用法〕大黄研细末,用醋调成糊状,涂敷患处,上用塑料布覆盖,再用胶布固定,12 小时换药 1 次,连续贴敷,一般 6 ~ 7 天痊愈。

● **偏方三**

〔组成〕鲜柳叶、食盐适量。

〔用法〕共捣烂,外敷患处,每日 1 ~ 2 次。

● **偏方四**

〔组成〕乳香、没药各等量,松香适量。

〔用法〕将 3 药按 1 ∶ 1 ∶ 3 的比例共研为细末,用酒精调成饼状,贴敷患处,上盖塑料布,隔日换药 1 次。

● **偏方五**

〔组成〕丁香(或肉桂、皂角)5 克,鲜鸡蛋 1 个。

〔用法〕将药研成细末,加入适量酒或醋调成糊状,涂在塑料薄膜上,再敷于硬结处,外盖纱布,胶布固定,每日 1 次。或用鸡蛋清倒入消毒的脱脂棉球上,敷于硬结处,外用纱布固定,每日 1 次。

● **偏方六**

〔组成〕白萝卜。

〔用法〕洗净,切成 0.3 厘米薄片,贴在硬结上,外盖塑料薄膜,胶布固定,每日 2 次。

● **偏方七**

〔组成〕大鲫鱼 1 尾,皂角 1 个,胡椒 7 粒,黄栀子 9 个,老姜 500 克,葱头 3 个,野苎麻根 1 段,面 1 撮,酒糟 1 团。

［用法］前药加酒共捣烂如泥,炒热外敷患处,外用布包紧。

34. 瘢痕疙瘩

瘢痕疙瘩是指皮肤出现的瘢痕高出正常皮肤,形成瘢痕增生而言。多发生于皮肤外伤或手术后,由于结缔组织大量增生所致。其特点为瘢痕高于皮肤,表面不平,形状各异,触之较正常皮肤硬,颜色浅红或与皮肤相似,一般无自觉症状。与祖国医学"肉龟疮"类似。

● **偏方一**

［组成］衣白鱼 14 枚,鹰屎白 30 克。

［用法］上药为末,蜜调,敷患处,每日 3~5 次。

● **偏方二**

［组成］鸡蛋 1 枚,白僵蚕 21 枚。

［用法］鸡蛋泡酒中 7 天,取蛋黄;白僵蚕捣成末。两药调和均匀,先用布将瘢痕处擦痛发红,再用药涂。

● **偏方三**

［组成］蒺藜子、山栀子仁各 10 克。

［用法］2 药为散,醋调成泥状,睡前涂患处,天明洗去。

● **偏方四**

［组成］禹余粮、半夏各等份。

［用法］为末,以鸡蛋黄调,先用将瘢痕处擦红,再涂药。

● **偏方五**

［组成］大黄、芒硝、乳香、没药各等份。

［用法］将上药共研细末,水调为膏,贴于患处,隔日换药 1 次,3 周为 1 疗程。用于瘢痕疙瘩,手术后痛结节。

● **偏方六**

［组成］山楂适量,黄酒适量。

［用法］将山楂烘干后研细末,加黄酒调敷患处。用于手术瘢痕,疮疥瘢痕。

● **偏方七**

[组成] 五倍子 100 克，蜈蚣 1 条，蜂房 18 克，黑醋 250 克。

[用法] 将前 3 药研末，与黑醋混合搅匀，摊于黑布上外敷瘢痕处，3～5 天换药 1 次，直至瘢痕软化，症状消失。用于烧伤瘢痕。

● **偏方八**

[组成] 苦参子仁 90 克，凡士林 210 克。

[用法] 苦参子仁研末，加凡士林调匀，外敷患处。

（四）药物外敷治疗妇科及男科疾病偏方

1. 崩漏

本病是一种常见的妇科疾病，是指无周身及生殖器官器质性病变，而由于神经内分泌系统功能障碍所致的子宫异常出血。分排卵性和无排卵性两大类。相当于西医的功能性子宫出血。

● **偏方一**

[组成] 益智仁、沙菀子各 20 克，焦艾叶 30 克。

[用法] 前 2 味烘干，研为细末，过筛，取药末适量，用艾叶煮浓汁，熬调成膏。纱布包裹，敷脐部，胶布固定，1 日换药 1 次，直至血止。

● **偏方二**

[组成] 黄芪、杜仲、蚕沙、炮姜炭、赤石脂、禹余粮各 10 克，灶心土 340 克。

[用法] 将前 6 味研细末，灶心土煎水调药粉如糊状，敷于脐部，上盖塑料薄膜，外用胶布固定，每日 1 次。

● **偏方三**

[组成] 栀子炭、棕榈炭、地榆各 6 克，鲜小蓟、鲜鸡冠花各 15 克。

[用法] 将前 3 味研细末，后 2 味捣烂与药粉混合，用塑料布覆

盖,外用胶布固定。每日换药1~4次。

● 偏方四

[组成] 烟叶适量,生盐少许。

[用法] 将烟叶捣烂如泥,入生盐拌匀,用纱布包好,敷肚脐上,每日换药1次,连敷3~5日为1疗程。

● 偏方五

[组成] 食盐1茶匙,艾绒炷10~20壮。

[用法] 将食盐研末,过筛备用,取艾绒制成0.5厘米×0.3厘米×0.3厘米大小的艾炷备用。嘱患者平卧床上,取食盐1茶匙填入其脐窝中,盐约高出皮肤0.3厘米,将艾炷置于盐上点燃灸之,连续不断地灸9壮为1疗程,一般灸9壮即可止血。适用于气血虚弱型崩漏。

● 偏方六

[组成] 食盐、蒲黄炭各等量,艾炷适量。

[用法] 将食盐和蒲黄炭混合拌匀,贮藏备用。取上药适量,填满患者脐孔,高出皮肤少许,继之把艾炷置于药面之上,点燃灸之,须频灸,至阴道出血停止方可停灸。一般灸1~2次即可奏效。

● 偏方七

[组成] 吴茱萸、食盐各等量,黄酒少许。

[用法] 先将吴茱萸研为细末,与食盐混合调匀取15克与黄酒少许调匀,制成3个如2厘米大的药饼,分别贴在肚脐(神阙)、隐白、脾俞穴上,外加纱布覆盖,胶布固定。并用艾灸30~45分钟,每日1次。

● 偏方八

[组成] 蓖麻仁30克,蓖麻叶2张。

[用法] 将蓖麻仁打碎,与蓖麻叶共捣至极融烂,如厚膏状。将药膏分两份,分别贴于百会、神阙穴(肚脐),外加纱布覆盖,胶布固定。1日换敷1次,贴至血停为止。止血

后应急用黄芪、党参各 30 ~ 45 克,煎汤频服,连用 5 ~ 7
天,以巩固疗效。

2．带下病

妇女阴道内有少量白色无臭的分泌物,滑润阴道,为生理性
带下。若带下量过多,色、质、味异常,即为带下病。西医诊断为
阴道炎、宫颈糜烂、盆腔炎等急、慢性炎症疾病及宫颈癌、宫体癌
等均可出现带下病等病证。

● 偏方一

[组成] 党参 12 克,白术 15 克,干姜 10 克,炙甘草 3 克,炮附子
10 克,补骨脂 12 克。

[用法] 上药研为细末备用,将脐温水擦净,把药粉适量放入脐
中,上盖软纸片,再加棉花,最后以胶布固封,5 天换药
1 次。适用于脾肾两虚型带下病。

● 偏方二

[组成] 白鸡冠花(醋炙)、红花(酒炒)、白术、荷叶(烧炭)、茯
苓、陈壁土、车前子各等份,黄酒适量。

[用法] 上药研为细末备用。每次取药末 35 克,用黄酒调作稠
糊,分别涂布脐中、脾俞穴,盖以纱布,胶布固定,两日
换药 1 次。适用于带下如涕如唾,淋漓稠黏不断。

● 偏方三

[组成] 苍术、白术各 2 克,金樱子 1 克,白果 1 克,皮硝 1 克。

[用法] 将上药研为细末,敷于脐孔,外用胶布封固。每两天换
药 1 次,每天用热水袋热敷 1 ~ 2 次,每次 15 ~ 30 分钟。
适用于脾虚型带下病。

● 偏方四

[组成] 芡实 30 克,桑螵蛸 30 克,白芷 20 克。

[用法] 共研细末,用米醋调成糊状取适量敷于脐部,胶布固
定,每日更换 1 次,连用 5 ~ 7 天。适用于肾气不足而致

的带下病。

● **偏方五**

[组成] ①硫磺18克,母丁香15克,元寸3克,朱砂3克,独头蒜(去皮)2枚;②川椒50克,韭菜子、附子、肉桂、蛇床子各20克,独头蒜300克,芝麻油500毫升,广丹250克。

[用法] 先将第①药方中诸药粉碎为末,过筛(朱砂另研末),以独头蒜与诸药末混合,捣融如膏。制丸如黑豆大,朱砂为衣。再将第②药方中诸药放入油内,入锅加热将药炸枯,过滤去渣,再将油熬至滴水成珠,徐徐加入广丹,搅拌收膏后待用。同时将熬制的黑膏,摊于6至8平方厘米牛皮纸上,每穴取药丸1粒,粉碎放黑膏药中间,贴于曲骨、关元、脐中(1穴1丸,1张膏药),3日换药1次。

● **偏方六**

[组成] 姜椒膏(中成药,药店有售)。

[用法] 将膏药贴脐部,5~7天换药1次,连贴5~10贴。适用于白带清稀,久不孕育,腰腹冷痛。

● **偏方七**

[组成] 黄柏2克,茵陈1克,芡实1克,樗白皮2克,鲜鸡冠花适量。

[用法] 将前4味药研为细末,与鲜鸡冠花同捣如泥,敷于脐孔,上盖塑料薄膜,外用胶布封固。2~3天换药1次,每天用热水袋热敷15~30分钟。适用于带下量多,色黄绿如脓,或挟血液,或浑浊如米泔,有秽臭气,阴中瘙痒,时有小腹痛,小便短赤,舌质红,苔黄,脉数。

● **偏方八**

[组成] 食盐、艾叶各等量,米醋适量。

[用法] 先将食盐,艾叶碾为粗末,加入米醋适量,炒热装入白布袋中,制成熨袋备用。取炒热的盐艾药袋置于患者脐部熨之,待温后将药物温敷脐孔上,外以纱布扎紧固

定。每天熨敷1次。直至病愈为止。适用于带下过多,色黄白相间,恶臭,阴道瘙痒或灼痛。

●偏方九

[组成]鹿茸0.3克,附子1克,菟丝子2克,金樱子1克,麝香0.3克。

[用法]将上药研为细末,用白酒或黄酒调成糊状,敷于脐部,外用胶布封固。3~5天换药1次,每日用热水袋热敷15~30分钟,也可将上药加大10倍剂量(麝香药量不变,鹿茸改为1克)加艾叶15克研末,做成肚兜经常佩带,两周换药1次。适用于带下清稀量多,腰酸身困乏力。

●偏方十

[组成]冰硼散适量。

[用法]月经净后3~5日,常规消毒会阴,用窥阴器暴露宫颈,以灭菌棉球拭净阴道及宫颈分泌物,继用1%新洁尔灭冲洗阴道,根据病变程度将一带线尾无菌棉球,视糜烂面的大小蘸取不同量的冰硼散,敷在患处,1日1次,6~7日为1疗程。

●偏方十一

[组成]炒白芥子、白鸡冠花(醋炙)、白果仁、白胡椒、白术各3克,灶心土30克,车前子15克。

[用法]先将灶心土炒褐黑色,诸药研末,倒入灶心土同炒片刻,注入适量白酒,做成两个药饼,温敷于神阙(肚脐)、隐白穴上,外以纱布覆盖,胶布固定,每7天贴药1次,敷贴24小时后去药。

3. 妊娠呕吐

妊娠后出现恶心呕吐、头晕厌食,甚或食入即吐者,称为妊娠呕吐。若仅见恶心嗜酸、择食,或晨间偶有呕吐,为妊娠早期的正常反应,一般 12 周后即可逐渐消失。

● **偏方一**

[组成] 丁香 15 克,半夏 20 克,生姜 30 克。

[用法] 丁香、半夏共为细末,生姜煎浓汁,调为糊状,取适量涂敷脐部,外盖纱布,并用胶布固定。每日 1 次,连用 3 天。

● **偏方二**

[组成] 生姜 6 克。

[用法] 将生姜烘干,研为细末,过筛,以水调为糊状,敷脐,外用伤湿止痛膏固定。每日 1 次,连用 3 天。

● **偏方三**

[组成] 半夏 15 克,砂仁 3 克,生姜汁 1 小杯。

[用法] 将前 2 味药碾成细末,以生姜汁调和药末如糊状备用。临用时先用生姜片擦患者脐孔发热,再取药糊涂敷于脐孔上,外以纱布覆盖,胶布固定。每天涂药 3～5 次,干后再涂,须频换涂药,疗效方佳。适用于肝胃不和型妊娠呕吐。

● **偏方四**

[组成] 刀豆子 5 个,白蔻 3 克,生姜汁、生紫苏叶汁、生萝卜汁各 1 小杯。

[用法] 先将刀豆子、白蔻共碾碎成细末,再取姜汁、紫苏叶汁、萝卜汁与药末拌和调匀,捣成厚膏状,备用。取药膏加黄酒适量炒热,趁热将药膏敷贴于患者脐孔上,外以纱布覆盖,胶布贴紧。每天换药 1～2 次,通常敷药 1～2 次后呕吐即缓解,如未愈再敷至病愈为止。

● **偏方五**

[组成] 炒白术 2 克,砂仁 1 克,半夏 1 克,生姜 30 克。

[用法] 将前 3 味研为细末,用药末与鲜生姜 30 克共捣融如膏,贴于脐部,外用胶布固定。每 2～3 天换药 1 次,每天用热水袋热敷 15～20 分钟。

●偏方六

[组成] 苏叶、黄芩、半夏各 3 克。

[用法] 将上 3 味药研为细末,竹茹煎汁调药末敷贴脐部,外用
　　　　胶布固封,每日换药 1 次,连用 3 天。

4．妊娠小便不通

　　妊娠期间,小便不通,甚至小腹胀急而痛,心烦不得卧者,称
为妊娠小便不通。本病多发生于妊娠后期。

●偏方一

[组成] 冬葵子、滑石、栀子各 3 克,田螺 9 克。

[用法] 前 3 味药共研末,和田螺肉共捣烂如膏,或用葱汁将药
　　　　粉调膏。贴脐中。

●偏方二

[组成] 滑石 120 克。

[用法] 每次取滑石粉 30 克,水调为糊,敷于脐部,上盖纱布,胶
　　　　布固定。干后再换。

●偏方三

[组成] 田螺 3 只,滑石、盐各少许。

[用法] 捣烂,拌匀,敷贴脐中和气海穴(脐下 1.5 寸)。

●偏方四

[组成] 党参 10 克,当归 6 克,红花 6 克,炮姜 3 克,生姜汁适量。

[用法] 将前 4 味药共研为细末,以姜汁调为糊状敷脐,外盖纱
　　　　布,胶布固定。每日敷药 2 次,每次 2～4 小时。适用于
　　　　气虚型产后小便不通。

●偏方五

[组成] 干姜 10 克,川椒 6 克,食盐少许,大葱适量。

[用法] 前 3 味研为细末,与大葱共捣敷脐。炒热敷之更佳。适
　　　　用于产后小便不通。

●偏方六

[组成] 葱白适量,炒盐 15 克。

[用法] 上药混合,捣融如膏状,贴脐中,胶布固定,12 小时换药
1 次。

● 偏方七

[组成] 车前草 30 克。

[用法] 用冷开水洗净,捣烂如泥。用温毛巾将肚脐擦干净,然
后将药敷上,用布袋包扎固定,每日换药 2 次,连用 2 ~
3 日。

● 偏方八

[组成] 大蒜 1 枚,栀子 3 枚,盐少许。

[用法] 捣烂,贴脐。

● 偏方九

[组成] 甘遂 15 克,甘草 10 克。

[用法] 将甘遂研为细末,备用,甘草煎汤,待服。取甘遂末以
水调成膏状,敷于患者脐孔内,以纱布覆盖,胶布固定;
继之将甘草煎汤汁服下。此法用后片刻,小便即通。

● 偏方十

[组成] 冬葵子 3 克,滑石 3 克,栀子 3 克。

[用法] 上药共研为细末,和田螺肉 9 克共捣烂如膏,或用生葱
汁将药粉调膏,贴脐中立通。

● 偏方十一

[组成] 葱白适量,炒盐 15 克。

[用法] 将两药混合捣融如膏状,贴肚脐上,胶布固定,12 小时
换药。

● 偏方十二

[组成] 炒花椒 10 克,炒食盐 15 克,炒葱白 3 根。

[用法] 上药共捣烂如膏状,贴于脐部,外以纱布覆盖,胶布固定。

● 偏方十三

[组成] 四季葱(大葱连用)500 克。

［用法］将其洗净,用手截断,放入锅内炒热,分两次轮流使用,每次取 250 克,用布或毛巾包裹,热熨脐腹部（自脐部顺次向耻骨部熨之）,冷则易之,每天 1 次,每次约 30 分钟。

● **偏方十四**

［组成］食盐 30 克,艾绒适量。

［用法］将艾绒捏成黄豆大艾炷 21 壮,嘱孕妇仰卧,将食盐填入患者脐孔穴中,再取艾炷置于食盐面上点燃灸之,连灸 21 壮,如果小便仍不通,再灸至小便通利为度。

● **偏方十五**

［组成］磁石 5 克,商陆 5 克,麝香 0.1 克。

［用法］将前 2 味研成极细末后,对入麝香研匀。将药粉分成 2 份,分别填摊于脐中及关元穴上,覆盖胶布,一般数小时见效,可自行排尿时即去其药,若无效,次日更换敷之。

● **偏方十六**

［组成］麝香 150 毫克,葱白 10 余根,炒盐适量。

［用法］将炒盐中加麝香,填入脐中,外用葱白作 1 束,切如半指厚,置肚脐上以艾灸之,觉热气难忍为度,小便即通。

● **偏方十七**

［组成］食盐、葱白各适量。

［用法］先将炒热的食盐填入脐内,上置葱饼（葱白捣成泥状,压成约 0.3 厘米厚）,然后将艾炷压在葱饼上,点燃艾炷,待皮肤有灼痛感时再换 1 个艾炷。待有热气入腹内难忍即有尿意。小便自解后,可隔日再灸 1~2 个艾炷以巩固疗效。

5.难产

难产是指妊娠足月,到分娩时胎儿不能顺利娩出的病证。

● **偏方一**

[组成] ①生龟板 240 克,芝麻油 500 毫升,铅粉 60 克,黄丹(炒)60 克;②车前子 12 克,川芎 10 克,当归 15 克,半夏 6 克,冬葵子 12 克,枳壳、白芷、白蔹各 5 克,葱汁 20 毫升,芝麻油适量。

[用法] 先将①方中龟板入油内入锅加热,炸至焦枯,过滤去渣,再将油熬至滴水成珠时,徐徐投入黄丹、铅粉,搅拌收膏。然后将②方中八味药粉碎末过筛,加入葱汁,芝麻油调如膏状备用。同时先取膏药贴脐中,再将药糊涂于膏药上面,覆盖固定,安卧即生。

● **偏方二**

[组成] 生龟板 60 克,当归、川芎各 30 克,发灰 15 克,蝉蜕 7 个,蛇蜕 1 条(烧灰)。

[用法] 诸药研末混合,过筛,以葱汁、麻油各半适量,和药末调如糊状,取药膏后敷于脐中、关元穴上,覆盖固定,闭目静卧即生。

● **偏方三**

[组成] 蓖麻子 3 个,巴豆 4 个。

[用法] 研细,入麝香少许,贴脐心上。

● **偏方四**

[组成] 蓖麻子仁 70 个,麝香 1 克。

[用法] 上药共捣如泥,用绢帛包之贴于脐部,再用布包扎紧,即时产下。如倒生者,让接生者把胎儿送进,片时即顺下。

● **偏方五**

[组成] 巴豆 3 粒(去壳),蓖麻子仁 30 粒,麝香 0.03 克。

[用法] 上药合共捣碎做成 1 个药饼,将药饼贴脐上即产。胎儿产下即去药饼。

● **偏方六**

[组成] 蓖麻子 100 粒,雄黄、朱砂各 45 克,蛇蜕 33 厘米长(烧灰)。

［用法］上药共研末,泛丸,如弹子大。临产时先用川椒汤淋脐下,拭干,取 1 丸药贴脐上,外用纱布包扎,头产出时即去药。

● **偏方七**

［组成］龟板 30 克,川芎、当归各 15 克,头发灰 10 克,蝉蜕 7 个(烧灰),蛇蜕 1 条(烧灰),车前子末 15 克,葱汁、芝麻油各适量。

［用法］先将前 3 味药研为细末,加入芝麻油熬开,再将 3 种灰药和车前子末加入同煎熬 15～20 分钟,取出冷却,最后加入葱汁拌匀收膏即可制成膏药备用。用时取药膏 30 克摊于纱布中央,敷贴孕妇脐孔上,外以纱布束紧固定之。嘱孕妇闭目静卧 1 小时左右,胎儿即可娩下。

● **偏方八**

［组成］生龟板 240 克,麻油 500 克,黄丹、铅粉各 60 克,车前子 12 克,川芎 10 克,当归 10 克,半夏 6 克,冬葵子 12 克,枳壳、白芷、白蔹各 5 克,葱汁 20 毫升。

［用法］先将龟板放入麻油内浸 3～5 天,倒入锅中加热,炸枯去渣,过滤沉淀,再将油熬至滴水成珠时,徐徐投入黄丹、铅粉,搅拌收膏。然后,将余药烘干,研为细末,过筛,加入葱汁、麻油调为膏状备用,用时先把药糊涂在膏药上面,贴于脐部,外用胶布固定,安卧即生。

● **偏方九**

［组成］醋炙龟板 6 克,麝香 0.3 克,火麻仁 6 克。

［用法］龟板烘干,研为细末,过筛;再和火麻仁(研细末)、麝香调均匀,用油调成膏。贴脐部及脐下,纱布覆盖,胶布固定。

● **偏方十**

［组成］巴豆 2 粒,麝香 0.3 克。

［用法］巴豆去壳,同麝香研为一饼贴脐上即产,产下即去其

饼。迟者小肠亦出。

● **偏方十一**

[组成] 麻油、蜂蜜各等量。

[用法] 将两者混合调匀,瓶贮备用。嘱产妇放宽心怀静息,令其仰卧床上,医生用药棉蘸渍制备的蜂蜜油,放在产妇脐窝处反复摩擦,以脐部发热为有效。

6. 胞衣不下

胞衣不下是指胎儿娩出后,胎盘经过较长时间不能娩出者。

● **偏方一**

[组成] 伏龙肝 50 克,甘草 15 克,醋适量。

[用法] 先将伏龙肝研为细末,以醋调如糊状,另将甘草煎汤备用。将调成的药糊敷贴脐中、关元穴,脐部用胶布固定,再将甘草汤趁热饮下,约 10 分钟至 15 分钟胎衣即下。

● **偏方二**

[组成] 蓖麻 21 粒,麝香少许。

[用法] 共捣,敷贴脐中。

● **偏方三**

[组成] 红蓖麻叶 80 克。

[用法] 捣烂,酒炒热,敷脐,药冷后可炒热敷 1 次,同时结合针刺合谷(双)、三阴交(双),用强刺激手法,留针 20 分钟,每日 2 次。适用于死胎引产及胞衣不下。

● **偏方四**

[组成] 巴豆 1 粒,蓖麻仁 2 粒,麝香 0.3 克。

[用法] 捣烂,研为细末。敷脐即下。

● **偏方五**

[组成] 附子 15 克,丹皮、干漆、大黄各 30 克。

[用法] 将上药碾细,用醋熬成膏状贴脐部。

●偏方六

[组成]灶心土适量。

[用法]醋调,纳脐中。

●偏方七

[组成]黑豆1.5千克,醋2千克。

[用法]将上药放锅中煎沸数次,布蘸煎汁熨脐腹,自下。

●偏方八

[组成]食盐适量,艾炷3~7壮。

[用法]取研细的食盐适量,均匀地平铺于脐中,将绿豆大的艾炷置于盐层的中央点燃施灸,每次灸3~7壮,一般用3壮,如阴道内有不断出血者可灸7壮。

7. 产后小便不通

是指妇女分娩之后小便量少,点滴而下,甚至小便塞阻不通为主要症状的一种小便异常的疾患。

●偏方一

[组成]姜皮15克,大蒜2瓣,葱白10根,食盐适量。

[用法]加水少许,共捣烂为糊状。敷肚脐上,用塑料纸及胶布固定,再用热水袋热敷其上方,用药后有热气窜腹内之感,或稍有不适,如有灼痛,可先将热水袋去掉。

●偏方二

[组成]麻仁、大葱头各10克,麝香1克。

[用法]共捣烂,敷肚脐。

●偏方三

[组成]党参30克,当归15克,川芎10克,柴胡10克,升麻10克。

[用法]将以上药物加水煎熬,去渣浓缩成稠厚膏药,备用。临用时取药膏适量摊于蜡纸或纱布中间,贴敷在患者脐孔及脐下1.5寸气海穴上,外以胶布固定。两天换药1次,连续贴药至小便通利即可停药。适用于产后气虚

尿闭。

● 偏方四

[组成] 葱白 10 根,炒盐适量,麝香少许。

[用法] 炒盐和麝香填脐中,外用葱白作一束,切如手指厚,置盐上,用艾灸之,觉热入腹,难忍则止,小便即通。

● 偏方五

[组成] 磁石、商陆各 5 克,麝香 0.1 克。

[用法] 前 2 味药研成极细粉末后,加入麝香研匀。分为两份,分别放于脐眼、关元穴(脐下 3 寸),覆盖胶布,一般数小时即见效,能自行排尿,即取去,若无效,次日更换敷之。

● 偏方六

[组成] 川椒 6 克,大盐 250 克。

[用法] 川椒研末填脐,胶布封固,大盐炒热敷于脐上,冷后再敷。

● 偏方七

[组成] 葱白 250 克,川椒末 15 克。

[用法] 放锅内略炒热后捣匀。趁热敷脐及小腹部。

● 偏方八

[组成] 葱白 250 克。

[用法] 切碎,炒热,用纱布包好。在脐部和周围热敷至患者自觉有热气入腹内。一般热熨 2～3 次,小便即通。

● 偏方九

[组成] 葱白(鲜)250 克,生盐 90 克。

[用法] 将葱白洗净,切碎,入生盐拌匀,置于锅中炒热,取出用布包好。乘热敷肚脐及小腹部,每日 2～3 次,每次 20～30 分钟,连续敷 3～5 日。

● 偏方十

[组成] 食盐 50 克,大艾炷数个。

[用法] 用盐填脐孔灸之,以大艾炷灸 21 壮,不通再灸。

●偏方十一

[组成]食盐 60 克,葱白 2 根。

[用法]先将炒热的食盐填入脐内,上置葱饼(葱白捣成泥状,压成约 0.3 厘米厚),然后将艾炷压在葱饼上,点燃艾炷,待皮肤有灼痛感时再换 1 个艾炷。待热气入腹难忍即有尿意。小便自解后,可隔日再灸 1 ~ 2 个艾炷以巩固疗效。

8. 产后晕厥

产后晕厥是指产妇分娩后,突然头晕眼花,不能坐起,或心胸满闷,恶心呕吐,痰涌气急,心烦不安,甚则口噤神昏,不省人事。本病有虚实两端,多因产后失血过多,或瘀血上攻所致。类似于现代医学的产后休克。

●偏方一

[组成]葱白、蜂蜜各适量。

[用法]共捣烂,敷脐,外用胶布固定。

●偏方二

[组成]蓖麻仁 30 粒,冰片 1 克,附子 15 克。

[用法]共捣烂如糊状。敷贴肚脐,并用皂角末吹入鼻腔令嚏,再以荆芥穗(炒)9 克,小蓟 40 克,红糖 30 克,水煎浓汁服下。

9. 不孕症

不孕症,是指女子结婚 3 年以上,有正常的性生活,配偶健康,而不受孕者;或已有生育一胎后,又中断,久治不孕 3 年以上,统称不孕症,前者称原发性不孕,后者称继发性不孕。

●偏方一

[组成]虎杖、菖蒲、王不留行各 60 克,当归、山慈姑、穿山甲、大芸各 30 克,生半夏、细辛、生附子各 15 克,生马钱子 10

克,没药、乳香、琥珀各 30 克,肉桂、蟾酥各 15 克。

[用法] 先将前 11 味药煎 3 次,煎液浓缩,再把后 5 味药研末加入,混合均匀,烘干后研末。取上药粉 5 克加白酒、蜂蜜适量、麝香少许,再加风油精 3～4 滴调匀成膏备用。用时肥皂水洗净脐眼,酒精消毒后,将药膏放入脐眼摊开,再用消毒纱布外敷脐部,胶布固定。然后红外线灯(250A)照射 20 分钟,每日再用热水袋外敷脐部 1～2 小时以增加药物的吸收能力,间日换药 1 次,7 次为 1 疗程。

● 偏方二

[组成] 食盐 30 克,川椒 15 克,熟附子 15 克,生姜片 5～10 片,艾炷 21 壮如黄豆大。

[用法] 先将食盐另研细末待用;再将食盐 15～30 克填入患者脐孔内,取艾炷置于食盐上点燃灸 7 壮,继之去掉脐中食盐,再以川椒、附子末填入脐孔中,用生姜片盖于肚脐上,将艾炷置于脐上灸之,连续灸 14 壮。每天填药灸 1 次,7 天为 1 疗程。

● 偏方三

[组成] 炮附子、巴戟天、肉苁蓉、当归、穿山甲、山萸肉、芦巴子、川芎、干姜、细辛、黄芪、肉桂、红花、延胡索、石莲子、白术、党参、熟地、丹皮、补骨脂、木鳖子、菟丝子、血竭、龙骨、鳖甲各 6 克,麝香 0.6 克,铅丹适量,香油 250 克。

[用法] 如法制成膏药,经期过后 2～3 天用 3 贴分别贴于肚脐和肾俞穴(第 2 腰椎旁开 1.5 寸),以宽布带束之,直至下次月经来潮前 1～2 天揭下,待经期过后,去旧更新再敷。适用于虚寒性不孕症。

● 偏方四

[组成] 黄丹 6 克,白胡椒 50 克,小茴香 100 克。

[用法] 3 味药共研细末,装入纱袋内,贴于肚脐,用腰带固定,

10 天换药 1 次,怀孕后停药。

- **偏方五**

  [组成] 五灵脂、白芷、青盐各 6 克,麝香 0.3 克。

  [用法] 共研细末。用荞麦粉加温水调和搓成条,圈于脐上,以药入其中,用艾灸之,待脐内微温即行。每日 1 次,7 天为 1 疗程。

- **偏方六**

  [组成] 五灵脂、白芷各 250 克,川椒、熟附子各 100 克,食盐 50 克,冰片 10 克。

  [用法] 除冰片另研外,余药共研细末,密贮备用,用时取面粉适量,水调成条状,圈于脐周,先放少许冰片于肚脐内,再放入余药,以填满为度,上隔生姜薄片 1 块,以大艾炷灸之,每日 1 次。

- **偏方七**

  [组成] 盐适量,川椒 21 粒。

  [用法] 研细末。先以净干盐填肚脐中灸 7 壮,后去盐,换川椒 21 粒,上以姜片盖定,再灸 14 壮,灸毕即用膏贴之,艾炷须如指大,长 1.6~1.9 厘米许。

10. 子宫脱垂

子宫脱垂是指子宫从正常位置沿阴道下降子宫颈外口达坐骨棘水平以下,甚则子宫全部脱出阴道。

- **偏方一**

  [组成] 蓖麻仁 30 克,麝香 0.1 克。

  [用法] 将上 2 味药共研细碎,敷于脐中,收上后即去药。

- **偏方二**

  [组成] 何首乌 30 克,公鸡 1 只(重 300 克以下)。

  [用法] 先把何首乌研细末备用,再将鸡杀后去毛及肠杂,再以白布包何首乌末。填在鸡腔内,放在锅内蒸至鸡肉离

骨,取出何首乌末,加入盐、油、姜、酒调味,将鸡及汤 1
次或两次食完,留整鸡骨,和何首乌末共捣至鸡骨不刺
肉为度,敷于脐部,用纱布绷带包扎固定,敷药后可感
到臀部肌肉有牵引感,子宫自能收缩。

● **偏方三**

[组成] 杜仲、枳壳、蓖麻子各 30 克。

[用法] 共研细末,醋适量调和成糊状,敷于脐中,每日 1 次,每
次用 15 克,连用 5～7 天。

● **偏方四**

[组成] 五倍子 12 克,雄黄 3 克,胡椒 3 克,麝香 0.1 克,蓖麻仁
12 克。

[用法] 将诸药共研细末后,用面粉、鸡蛋清调拌成糊状,外敷
于脐中、白会穴。1 日 1 次,10 次为 1 个疗程。

● **偏方五**

[组成] 尖叶铁扫帚 30 克,半边莲 30 克,蓖麻仁 15 克,蜗牛 1
～3 只。

[用法] 共捣烂如泥状,外敷。

● **偏方六**

[组成] 鼻涕虫 3 条,田螺丝 4 个,雄黄 6 克。

[用法] 共捣如膏,加入适量面粉制成小饼,白天敷于百会,夜
间敷于肚脐。药饼干即换。

● **偏方七**

[组成] 雄黄 5 克,蓖麻油适量。

[用法] 把雄黄 5 克研成面后,用蓖麻油调成膏状,摊在胶布上,
贴脐,每日 1 次,连用 3 日。

● **偏方八**

[组成] 五倍子 10 克,黑膏药 1 张。

[用法] 五倍子研成细末后,掺入黑膏药,贴脐,3 天换 1 次药。

● **偏方九**

［组成］蓖麻仁 10 克。

［用法］把蓖麻仁醋炒研细,用等量的热米饭加入共捣和成饼状,贴在脐部,固定,每日 1 次,以子宫复位,疗效巩固为度。

● 偏方十

［组成］升麻、枳壳各 10 克,小茴香 4 克,丁香 3 克。

［用法］将 4 味药共研成细末,用黄酒适量调和,团成如蚕豆大小的丸,临症,取 1 粒纳脐中,外用胶布封固,两天换 1 次药,至病愈停药。

● 偏方十一

［组成］蓖麻仁 45 克,雄黄 4.5 克。

［用法］2 药共捣,每取 7 克纳脐中,外用胶布封固,连用 2～3 日,换药,再纳。至病愈停药。

● 偏方十二

［组成］硫磺、轻粉各 6 克,冰片 1 克,葱白 7 根。

［用法］将前 3 味药研成细末纳脐中,葱白炒热捣烂敷于脐上,再盖塑料薄膜胶布固定,2～3 日换药 1 次,每日用热水袋热敷两次,每次 30 分钟。

● 偏方十三

［组成］蓖麻仁 30 克,胡椒 3 克。

［用法］2 药共研成细末后,用米醋浸湿,炒热,布包好,熨于脐部,每日 1 次,6 天为 1 个疗程。

● 偏方十四

［组成］闹洋花适量。

［用法］把闹洋花炒热捣烂,热敷于百会,热熨于肚脐,约 20 分钟。

● 偏方十五

［组成］红蓖麻叶 250 克,硫磺粉 6 克,五倍子 30 克,生油少许。

［用法］先用五倍子煎汤,洗净患处,用消毒纱布拭净,再用少

许生油涂阴挺部,将红蓖麻叶,硫磺粉共捣烂,煨热,敷于百会,热熨于脐部,令病人躺下,头低足高,待子宫收缩后,迅速将药除去。

● 偏方十六

[组成] 蛇床子适量。

[用法] 把蛇床子炒热后,用布包,热熨于脐部,约30分钟,每日1次,至病愈。

● 偏方十七

[组成] 枳壳15克,升麻15克,五倍子10克,小茴香10克,青盐6克,麝香0.3克,槐树皮1块(约4.5厘米×4.5厘米大),艾绒少许。

[用法] 把前5味药共研成细末,过筛备用。先把麝香纳于脐中,再将以上研好的药末撒在其上,盖上槐皮,继用荞麦面加温水调成稠糊,将药糊圈脐1周,把预先制备的艾绒炷放在槐树皮上,点燃灸之,每天1次,至病愈为止。

● 偏方十八

[组成] 蛇床子20克,乌梅40克,枳壳20克,艾叶30克。

[用法] 诸药共捣碎,装入一肚兜袋中长期固定在肚腹上。10~15天换1次药。

11. 宫颈糜烂

宫颈糜烂,是指宫颈外口处的宫颈阴道部分局部表面的鳞状上皮因炎症而丧失,很快被颈管的柱状上皮所覆盖,使这部位的组织呈颗粒状的红色区,是子宫颈炎的病理过程。临床上以白带增多、接触性出血为主要特点。

● 偏方一

[组成] 儿茶、苦参、黄柏各25克,枯矾20克,冰片5克。

[用法] 上药共研成细末,用时香油调糊状,以带线面球敷贴患处,3日1次,10次为1疗程。

● **偏方二**

［组成］生半夏适量。

［用法］上药洗净,晒干研粉,用时先将宫颈糜烂面分泌物拭
净,用带线面球蘸药粉适量,对准糜烂面置入,紧贴糜
烂面,24 小时后自行取出,每周上药 1~2 次,8 次为 1
疗程。

● **偏方三**

［组成］多花野牡丹干叶 2000 克。

［用法］上药加水过叶面煮 30 分钟,倾出煎液,再另加水过叶面
复煎,煮沸 1 小时,然后将两次煎液浓缩成 1000 毫升,
即成 20% 煎剂,分装小瓶备用。用时以窥阴器扩张阴
道,棉球拭净宫颈黏液后,用面球在 20% 药液内浸湿,
贴敷于宫颈糜烂面,每日 1 次,12 次为 1 疗程。

● **偏方四**

［组成］血竭、蚤休各 10 克,麝香、蛇胆、蟾酥、牛黄各 0.1 克。

［用法］上药共研成细末,如紫草膏为栓,用时少加压碎,放于
宫颈,使药棉紧贴宫颈糜烂面,24 小时后取出。5 次为
1 疗程,两疗程间隔 5~7 天。

12. 子宫内膜异位症

子宫内膜异位症多发生于生育期妇女,常导致不孕。本病多
因人工流产、非时行房,或六淫侵袭等因素损伤冲任、累及胞宫,
气血凝瘀,结为瘕聚,影响坐胎而致。临床以痛经为主要症状,且
不得孕育。

● **偏方**

［组成］七厘散适量。

［用法］用七厘散适量,于月经第 1 日起外敷脐孔或痛区,外贴
香桂活血膏。尤其适用于异位的子宫内膜移植在脐部
或腹壁下者。

13. 阳痿

阳痿是男性生殖器痿弱不用,不能勃起,或勃起不坚,不能完成正常房事的一种病证。

● **偏方一**

[组成] 小茴香、炮姜各5克。

[用法] 共研末,加食盐少许,用少许人乳汁(或用蜂蜜或鸡血代)调和。敷肚脐,外用胶布紧贴,5~7天换1次药。适用于阳痿不举。若见早泄遗精者加龙骨、五倍子各4克,以收涩止泄。

● **偏方二**

[组成] 黑附子45克,穿山甲3克,硫磺6克,阿片1.5克,麝香0.1~0.3克。

[用法] 把附子、穿山甲、硫磺,研为细末过筛;加酒150毫升,调和成稀糊状,倒入锅内,用文武火煎至酒干,取出药末,加阿片、麝香末调均匀,再研1遍,装瓶贮备。临证取药适量,用酒或蜜调成膏,制成黄豆大的药丸,放在纱布上,敷肚脐,外用胶布固定。1~2日换药1次,连敷10天为1个疗程。

● **偏方三**

[组成] 苍术、萆薢、黄连、黄柏各10克。

[用法] 将苍术、萆薢烘干共研末,取药粉3克,用黄连、黄柏煎汁调敷,外用胶布固定。两天换1次。

● **偏方四**

[组成] 木鳖子5个,桂枝、狗骨各3克,花椒、干姜各30克。

[用法] 取以上5味药共研细末,用少许人乳(或蜂蜜代)调成糊状,敷于肚脐,上盖纱布,外加胶布固定,3~4天换药1次,7次为1疗程。

● **偏方五**

[组成] 蟾酥 3 克,麝香 0.5 克,急性子 15 克,阿片 3 克,葱白适量。

[用法] 先将蟾酥、急性子、阿片共研细末,加入麝香,再研为极细末,滴水和成丸药 1 粒,用葱白捣融包裹,外用湿纸再包 1 层,去纸和葱,将药分制丸,如绿豆大。睡前取药丸 3 粒,用白酒化开,涂于曲骨穴(位于前正中线,脐下五寸,耻骨联合上方)和阴茎头,每晚 1 次,有速效。

● **偏方六**

[组成] 急性子、蛇床子、菟丝子各等量,熟附子 3 克,蟾酥 3 克,麝香 0.3 克。

[用法] 先将 3 子和附片研末,再加入蟾酥,麝香再研为极细末,以黄酒调和成糊备用。临证,将药糊分别涂敷于患者脐中(神阙穴)、曲骨穴上,外用纱布覆盖,胶布固定,每日换药 1 次。15 天为 1 疗程。

● **偏方七**

[组成] 急性子 30 克,天竺黄 30 克,蜈蚣 10 条,炮山甲 10 克,麝香 0.5 克,面粉适量,黄酒适量。

[用法] 将前 5 味药混合研末,加入面粉适量拌匀,再将煮热的黄酒倒入,调和制成两个药饼,1 个贴肚脐,另 1 个贴曲骨穴,盖以纱布,胶布固定。

● **偏方八**

[组成] 阳起石、蛇床子、香附、韭子各 3 克,土狗(去翅去足煅)、大枫子(去壳)、麝香、硫磺各 1.5 克。

[用法] 上药共研细末,炼蜜为丸如指顶大。同房前 1 小时以油纸护贴肚脐上,外用绢带固定,房事毕即去药。适用于阳痿临事不举者。

● **偏方九**

[组成] 附子、天雄、川乌各 6 克,桂枝、官桂、桂心、干姜、细辛、川椒各 60 克。

［用法］共切片，用麻油浸（春天浸5天，夏天3天，秋天7天，冬天10天），煎熬后去渣，过滤净后再煎，至徐徐下黄丹不断搅拌滴水不散为度，摊膏贴敷。临证，加鸦片少许于膏上，贴脐中及丹田处。

● **偏方十**

［组成］炙黄芪、五味子各6克，麝香0.3克，大附子1个，穿山甲2片，硫磺3克。

［用法］上药共研细末，放入250毫升白酒中，微火煮干，取出捣烂成膏。临证，将麝香放入肚脐中，将药贴在肚脐中。包扎固定。3天取下，间隔10天贴药1次。适用于虚证阳痿。

● **偏方十一**

［组成］蛇床子、五味子各60克，麝香3克，冰片10克。

［用法］上药共研细粉，取药粉1克，用适量的凡士林调和成膏，涂在软塑料纸或纱布上，贴在脐中，外用胶布固定，每天换药1次，7天为1疗程，休息5天，再行第2疗程。适用于虚证阳痿。注意：①不可久用，以防产生耐药性，用药不要超过两个疗程。②起效后要节制房事，并口服补肾强精药，以巩固疗效。

● **偏方十二**

［组成］凤仙花子15克，阿片3克，麝香0.3克，葱白适量，蟾酥3克。

［用法］先把凤仙花子研为细末，过筛；加阿片、蟾酥、麝香调匀，再研更细，加大葱捣为丸，如黄豆大，阴干后用白酒化开，涂在敷料上，贴在脐中、曲骨穴即可，每晚1次，直至病愈。

● **偏方十三**

［组成］葱白10根。

［用法］葱白捣成糊，稍加热填肚脐，4次用完。每日早晚各1

次。适用于寒邪所致阳痿。

● 偏方十四

[组成] 大附子1个(约重45克),阿片15克,穿山甲3克,硫磺6克,麝香0.3克。

[用法] 先将大附子挖去内部,成一空壳,将挖出的附子末和其他3味药混合粉碎为末,填入附子壳内,用白酒250毫升,放入锅内把附子煎煮,煎熬至酒干,将附子取出,和麝香混合,捣成膏,每次取约黄豆大的一块药膏填入脐中,外用胶布固定。3日换药1次。

● 偏方十五

[组成] 蛇床子、菟丝子各10克,淫羊藿15克。

[用法] 上药共研细末,取6克加食盐少许,用人乳汁或羊乳汁调成糊状,敷于肚脐,外用胶布固定。用热水袋熨之约30分钟,每晚1次。两天换1次药。

● 偏方十六

[组成] 白胡椒3克,制附片6克,明雄黄6克,小麦粉15克,大曲酒适量。

[用法] 先把3味药研末,再与小麦粉拌匀,后将大曲酒炖热倒入,调和成小药饼,将药饼敷于肚脐,用热水袋熨之。如无热水袋,可用炒食盐或炒细砂500克,用厚毛巾包裹熨之亦可。待腹内感觉温暖时,可去掉热水袋、炒盐或炒砂袋,等脐部有痒感时,方可去掉药饼。适用于阳痿,性欲减退,腰酸神疲者。

● 偏方十七

[组成] 阳起石4克,淫羊藿4克,鹿茸0.6克,鲜黄狗肾(不去血)1具。

[用法] 前3味药共研细末,再与黄狗肾同捣如泥,敷于脐部。盖以塑料布,外用胶布固定,每晚用热水袋熨之。两天换1次药。

●偏方十八

[组成] 白蒺藜、细辛、生硫磺各 30 克,吴茱萸 15 克,穿山甲 10 克,制马钱子 10 克,冰片 5 克。

[用法] 共研为细末,用取 3 克津调敷脐,胶布固定,用热水袋熨之。两天换 1 次药。

●偏方十九

[组成] 五灵脂、白芷、青盐、生硫磺各 6 克,麝香 0.3 克,荞麦面适量。

[用法] 前 5 味药共研为细末,加荞麦面调成饼,敷脐上,外用胶布固定,用热水袋熨之。两天换 1 次药。适用于虚证及实证阳痿。

●偏方二十

[组成] 巴戟天、淫羊藿、金樱子、葫芦巴各 10 克,阳起石 15 克,柴胡 6 克。

[用法] 上药共研细末,装入细长如带的布袋中,将药袋系于少腹部。5 ~ 7 天换药 1 次,3 ~ 5 次为 1 疗程,一般在 1 疗程有效,大多在第 2 疗程痊愈。治疗时,如出现局部皮肤瘙痒,疱疹等症状时,应停止使用。

●偏方二十一

[组成] 艾绒、青盐适量。

[用法] 先用凡士林涂脐中,再用麻纸盖于其上,纸中央放 1 厘米厚的小颗粒青盐,然后用压舌板压平放置大艾炷(用艾绒做成下阔 1 ~ 2 厘米,高 2 厘米呈锥状)灸之,每次 30 壮左右。

●偏方二十二

[组成] 生姜 6 片,艾炷。

[用法] 先把生姜片放置脐上,再放艾炷灸之,每次 3 ~ 5 壮,每日 2 次,10 次为 1 疗程或病愈为止。

●偏方二十三

［组成］艾炷、食盐各适量。

［用法］取食盐适量研细,炒热纳入脐窝使与脐平,再放艾炷灸之,每次 10 壮,每日 1 次,10 次为 1 疗程,间隔 3～5天。亦可在食盐上置姜片施灸,如上法。

14. 遗精

遗精是指以不因性交而精液自行泻出的一种疾病。其中有梦而遗精的名为"梦遗";无梦而遗精,甚至清醒时精液流出的名为"滑精",此为遗精的两种轻重不同的证候。

●偏方一

［组成］五倍子 10 克,白芷 5 克。

［用法］将 2 药共研细末,用醋和水等份调成糊状,睡前敷脐,外用纱布覆盖,胶布固定,每日换药 1 次,连用 5 日。

●偏方二

［组成］五倍子 20 克。

［用法］五倍子煨后研成细末,用时取适量,以唾液调成稠糊状,以药糊敷于脐中,外用胶布固定。每晚临睡前换药 1 次,10 天为 1 疗程。

●偏方三

［组成］五倍子、小茴香各等份。

［用法］将 2 药共研细末,取适量,用开水调成膏,敷于肚脐,外用胶布固定,两天换药 1 次,10 天为 1 疗程。

●偏方四

［组成］生地、白芍、当归、川芎、麦冬、知母、黄柏、栀子、炮姜、山茱萸、煅牡蛎各等份。

［用法］将上药烘干,共研细末、过筛,装瓶备用。用时取药粉适量,开水调成膏,纱布包裹,敷于肚脐,外用胶布固定,每日 1 次,一般 5～10 次可见效。

●偏方五

[组成] 五倍子、煅龙骨、煅文蛤各 20 克。

[用法] 将上 3 药共研细末,以唾液调成稠糊状,贮存备用。睡前取药糊适量敷脐窝中央,盖以敷料,胶布固定。每天睡前换药 1 次,10 天为 1 疗程。

● **偏方六**

[组成] 黄柏、苍术、蛤粉、赤石脂各等份。

[用法] 将上 4 药共研细末,取药面 6 克,水调敷脐,外用胶布固定,每晚睡前敷,次晨去除。

● **偏方七**

[组成] 五倍子、牡蛎各等份。

[用法] 将 2 药共研细末,用盐水调成糊状,敷脐窝中央,每晚换药 1 次,7 天为 1 疗程。

● **偏方八**

[组成] 葱子、韭菜子、肉桂、附子、丝瓜子各 10 克,龙骨 4 克,麝香 0.3 克。

[用法] 烘干共研细末,过筛,装瓶备用。临证,取药粉适量,开水调成膏,纱布包裹,敷脐窝中央,外用胶布固定,每日 1 次,10 次即可见效。

● **偏方九**

[组成] 五倍子 15 克,龙骨 15 克,朱砂 3 克。

[用法] 将上药共研细末,每次取药粉 3 克,用温开水调成糊状,敷脐窝中央,外用胶布固定,每日换药 1 次,连用 3 ~ 5 天。适用于梦遗滑精。

● **偏方十**

[组成] 刺猬皮适量。

[用法] 将上药烘干,研细末、过筛,以唾液调成糊状,纱布包裹,敷于肚脐,外用胶布固定,两天换药 1 次。

● **偏方十一**

[组成] 甘遂、甘草各等量,猪脊筋适量。

［用法］将甘遂、甘草共研细末与猪脊筋捣融,捏成药丸如桐子大,备用。临证将药丸贴在脐中,外用胶布固定,3 天换1 次,至病愈为止。甘遂、甘草相反之药,切忌入口,用时慎之。

● **偏方十二**

［组成］紫花地丁草(鲜)30 克。

［用法］把紫花地丁草捣成泥状,贴在脐中,覆盖软塑料薄膜,外用胶布固定,每日 1 次,至病愈为止。

● **偏方十三**

［组成］川楝子、龙骨、牡蛎各等份,川芎、当归、赤芍、白芷各60克,细辛 30 克,铅粉适量。

［用法］先将川芎、当归、赤芍、白芷各100 克,细辛 30 克加入麻油内熬后用铅粉收成膏备用,临证,将川楝子、龙骨、牡蛎共研成细粉,掺入上膏,贴于肚脐即可。

● **偏方十四**

［组成］川椒50 克,韭菜子、肉桂、附子、蛇床子各 20 克,大蒜300 克,麻黄 500 克,黄丹 250 克,硫磺 18 克;丁香 10克,麝香 3 克,大蒜 10 克,朱砂 3 克。

［用法］先将川椒、韭菜子、肉桂、附子、蛇床子、大蒜、麻黄、黄丹制成膏药摊在 6 厘米 ×8 厘米的布或牛皮纸上。再将硫磺、丁香研成细末,加入麝香研磨均匀,把大蒜捣成泥状,调和药末为丸,如黑豆大,朱砂为衣。临证,取药丸 1 粒,压碎,放于黑膏药上,贴肚脐。3 天换药 1 次,10 日为 1疗程。1~2 疗程可见好。适用于虚证遗精。

● **偏方十五**

［组成］黄连、肉桂各等份,养心安神膏适量。

［用法］把黄连、肉桂共研成细粉,掺入养心安神膏,贴脐中、膻中穴。每日 1 次,10 天为 1 疗程。

● **偏方十六**

［组成］黄连、黄柏各6克,肉桂、制附子各3克,五倍子15克。

［用法］上药共研为末,取1~2克,用温开水调糊,填入脐中,外用纱布固定,每日换药1次,连用5~10次。

● 偏方十七

［组成］五倍子(炙)15克,煅龙骨15克。

［用法］上2味药共研为细末,以唾液调糊为丸,如桂圆核大小,纳于脐中,外用布扎,3日换1次,久用有良效。适用于虚证遗精。

● 偏方十八

［组成］胡椒、硫磺、母丁香各18克,麝香3克,蒜头、杏仁各适量,朱砂少许。

［用法］先把胡椒、硫磺、母丁香混合碾碎成细末,加入麝香共研匀,再加入蒜头、杏仁共捣烂和为丸,如蚕豆大,朱砂为衣,每晚睡前用1丸纳于脐中,外加胶布固定之。用药5~7天可见效,至遗精止停药。适用于肾气虚寒,无梦而滑精者。

● 偏方十九

［组成］生地30克,龙骨(生)、五倍子各10克。

［用法］将上3味药共研为细末,以唾液调成稠糊状(每次用药粉4克),睡前填脐,外用胶布固定。

● 偏方二十

［组成］五倍子30克,黄连3克。

［用法］将五倍子、黄连共研为细末,临证取药粉6克,用唾液和温水各半,调成糊状,纳于脐中,外用胶布固定。3天换药1次,5次为1疗程,多两次见效。

● 偏方二十一

［组成］食盐适量。

［用法］将食盐研成极细粉,填脐中,以平为度,用纸盖上糊严,晨起除去。每晚1次,10天为1疗程。适用于梦遗者。

● 偏方二十二

[组成] 龙骨、海螵蛸、五倍子各等份。

[用法] 共研为细末,水泛为丸如枣核大,每晚临睡时塞脐中,外用胶布固定。晨起除去,每夜 1 次,10 次为 1 疗程。适用于肾气亏损之滑精者。

● 偏方二十三

[组成] 金樱子 10 克,芡实 6 克,煅牡蛎 10 克,刺猬皮 10 克,肾阳虚者用硫磺 6 克,肾阴虚者用龟板、女贞子、旱莲草各 3 克。

[用法] 把上药分别烘干研成细末,临证取药末 5 克,加入少许精盐,用乳汁或温水调敷脐上,外用胶布固定,用热水袋熨之,15～30 分钟,每晚 1 次。两天换药 1 次。

● 偏方二十四

[组成] ①川椒 90 克,韭菜子、蛇床子、附子、肉桂各 30 克,独头蒜 500 克,香油 1000 克,黄丹 500 克。②硫磺 18 克,母丁香 15 克,麝香 3 克,朱砂 3 克,独头蒜 2 枚。

[用法] 先将第①组药熬制成膏,摊于牛皮纸上或布上,约 5 厘米×8 厘米。再将第②组药中的硫磺和母丁香烘干,研成细末,过筛,与麝香调匀,大蒜共捣为丸,朱砂为衣。临证取 1 丸,碾碎为粉,撒在上制膏药上,贴脐部,用热水袋加温熨之,或红、紫外线照射,1 次 30 分钟,1 日 2 次。适用于各型遗精,虚证更优。

● 偏方二十五

[组成] 金樱子 1 克,蜈蚣 1 克,芡实 1 克,五倍子 1 克,精盐少许,鲜地龙适量。

[用法] 将前 4 味药研为细末,加精盐少许,用鲜地龙适量捣成膏状,敷于脐部,用敷料固定,用热水袋熨之,每次约 30 分钟。每 3 天换药 1 次,5 次为 1 疗程。

● 偏方二十六

[组成] 金樱子、莲子肉、益智仁各 10 克,芡实 20 克,生牡蛎、白蒺藜各 15 克。

[用法] 将诸药共研细面,装入细长如带的皮袋中,然后敷于脐部。5 天换药 1 次,10 次为 1 疗程。连续使用。

● 偏方二十七

[组成] 韭菜子、附子、肉桂、蛇床子各 20 克,川椒 50 克,独头蒜 200 克,麻油 500 毫升。

[用法] 先把前 5 味药共研细末,加入独头蒜共捣成泥状。放入麻油 500 毫升,熬成黑膏,摊在 6 ~ 8 平方厘米的麻布上,贴在脐上,用艾条在膏药上口旋灸,每次灸 20 分钟,每日 1 次。

15．早泄

早泄是指性交时间极短即行排精,甚至性交前即泄精的现象。早泄通常与遗精、阳痿等并见。

● 偏方

[组成] 白芷、露蜂房各 10 克。

[用法] 先将 2 药烘干发脆,共研为细末。用米醋适量,把药粉调成面团状,临证时将药团敷肚脐上,外用胶布固定,1 ~ 3 日 1 次,连用 5 次。

16．阳强

阳强指阴茎易举,甚则久举不衰的病证,又称"强中"或"强阳不倒"。

● 偏方一

[组成] 川楝子 20 克,丁香 6 克,知母、栀子、黄连、白芷、青皮各 10 克。

[用法] 将诸药共研为细末,用井水调成糊状,敷于肚脐上,外用胶布固定。每日 1 次,7 ~ 10 次为 1 疗程。

●偏方二

［组成］元明粉 10 克。

［用法］将元明粉以纱布包,每晚睡前,外敷两手心。

●偏方三

［组成］皮硝适量。

［用法］将皮硝敷在两手劳宫穴上,合掌,皮硝自然溶化即可,
每日 2 次。

●偏方四

［组成］肉桂 20 克,艾叶 20 克。

［用法］将肉桂、艾叶混合研为细末,水调成糊状,分别外敷两
足之涌泉穴,盖以纱布,胶布固定。1 日 1 次。

17．阳缩

阳缩指阴茎、睾丸或阴囊内缩的病证。

●偏方一

［组成］白胡椒 3 克,大蒜 1 头,精盐 5 克,冷米饭适量。

［用法］先把白胡椒研为细末,再放入大蒜、精盐、冷米饭共捣
成泥,团成一团,敷于肚脐上,1 小时后取下,每晚 1 次。

●偏方二

［组成］玉兰叶适量,食盐少许。

［用法］用玉兰叶适量,捣烂成泥,加入少许精盐,调和均匀,敷
于肚脐上,外用胶布固定。晨起除去,每晚 1 次,10 次
为 1 疗程。

●偏方三

［组成］白胡椒、硫磺、吴茱萸各适量,大蒜少许。

［用法］取前 3 味药适量,共研为细末。把大蒜捣泥,加入水调
成蒜汁。用蒜汁调药粉成稠糊状,敷于脐部,外用胶布
固定。每日 1 次,10 次为 1 疗程。

●偏方四

［组成］川楝子 20 克,透骨草 15 克,丹皮 12 克,冰片 3 克,童便适量。

［用法］取前 4 味药共研为细末,再取童便适量,调和成膏,摊在敷料上,贴在脐部及少腹部,外以胶布固定。每日 1 次,7 次为 1 疗程。

● 偏方五

［组成］胡椒 49 粒,连须葱头 49 个,百草霜 1 撮。

［用法］将胡椒、连须葱头先捣成泥糊,加入百草霜再捣匀,分两下分别摊在两个(3×4)平方厘米的布上。1 个贴在脐上,1 个贴在龟头,用线捆住,少顷即愈。

● 偏方六

［组成］麝香 6 克,樟脑 9 克,莴苣子 4 克,莴苣叶适量。

［用法］先把前 3 味药共研为细面。再加莴苣叶捣成泥,和药面一起调和均匀成膏,涂在一般膏药上,贴在肚脐上,每天 1 次,10 天为 1 个疗程。

● 偏方七

［组成］黑附子 12 克,吴茱萸、桂圆肉、胡椒、干姜各 10 克。

［用法］把上药共研为细面,用开水调成膏,团丸,如蚕豆大,填肚脐中,5 天换 1 次药,至愈。

● 偏方八

［组成］葱白。

［用法］将葱白微捣,炒热,用两块布分别包好,轮换熨肚脐,良久方拿下。每日 1 次,10 天为 1 疗程。

● 偏方九

［组成］大葱 250 克,硫磺 30 克,生姜 40 克,胡椒 15 克。

［用法］把硫磺、胡椒、生姜共研为细面,把大蒜捣成泥,加入药面调匀,敷于脐部及少腹部,用厚敷料盖好,用热熨头或热水袋熨之,每日 1 次,至愈。

● 偏方十

［组成］鸡蛋多个。

［用法］先把鸡蛋煮熟,留壳,切去一头,留 2.3～2.6 厘米。然后合在病人脐上,蛋冷即换,约换 15 个,每日 1 次。

●偏方十一

［组成］烫壶 1 个。

［用法］在脐上铺上约 3 厘米厚的棉花。把烫壶里盛上热水,放在棉花上熨之,待生殖器伸出。

●偏方十二

［组成］童便适量。

［用法］急使小儿溺小便于病人床前,令病人用足将尿浸湿泥摊擦成团为饼,放在病人脐上,再用滚水 1 壶在泥饼上熨之。甚效。

●偏方十三

［组成］硫磺 30 克,吴茱萸 30 克,大蒜适量。

［用法］先把硫磺、吴茱萸共研为细末,再把大蒜捣成泥,临证取药面 10 克,和蒜泥调匀成膏,敷于肚脐上,用厚布盖之,热熨头熨 30 分钟,6 次为 1 疗程。

●偏方十四

［组成］纹银 1 块,活鸡 1 只。

［用法］纹银捶扁后,烧滚热,放在肚脐上,再用活鸡连毛破开,不去肠,包在纹银上,用布缚住,以手按紧即愈。

●偏方十五

［组成］灯心草 1 根,茶油适量。

［用法］用灯心草蘸茶油点燃,在肚脐及其上下左右 2 厘米处各 1 灸,觉腹中有热感,证即缓解。

●偏方十六

［组成］附子 9 克,肉桂 4 克,干姜 10 克,白芷 6 克,川楝子 15 克,丁香 6 克。

［用法］把以上诸药研成药粉,用白酒调成糊状,敷于肚脐上,

235

使之与脐平,用艾绒制成如黄豆大小之艾炷,放在药上灸之,视患者病情轻重,每次灸 10 ~ 20 壮,1 日 1 次。

●**偏方十七**

[组成] 艾条。

[用法] 将 1 条艾条分成两等份,分别点燃两头,放在艾灸箱内,再把艾灸箱放在肚脐上灸之,等腹内觉暖即愈。

18. 睾丸鞘膜积液

睾丸鞘膜积液俗称"偏坠"或"偏气"。是指睾丸鞘膜囊内积聚的浆液多于正常量形成的囊肿。本病临床表现是阴囊局部肿物,逐渐增大,肿物表面光滑,有波动感,透光试验可以透过,阴囊皮肤正常。肿物多呈卵圆形,一般不引起疼痛,肿物较大时有下坠感,过大则影响行动,临床上常为一侧病变,也可有双侧发生者。本病属中医学"水疝"范畴。

●**偏方一**

[组成] 大枣 7 枚,八角茴香 7 粒。

[用法] 把大枣去核后和八角茴香一起研成细末,再用蜂蜜调成药饼,敷于脐部,外用胶布固定;再用小茴香、屋梁上老土各 50 克,装入布袋熨热,敷睾丸 20 分钟,每日 1 次。同时也可内服黄芪荔枝核汤。

●**偏方二**

[组成] 母丁香 40 克。

[用法] 将丁香研为细粉,用时取 2 克,纳入脐中,外以敷料固定,两天换药 1 次,20 天为 1 疗程。休息 15 天,再行第 2 疗程。适用于继发性睾丸鞘膜积液。

19. 前列腺炎

前列腺炎是男性成人因泌尿道细菌感染而致的一种常见疾病。属中医学"淋证""遗精"等范畴。

●偏方一

[组成] 麝香 0.15 克,白胡椒 7 粒。

[用法] 上药分别研细末为 1 次药量,用时先以温水将肚脐洗净擦干,将麝香粉倒入脐内,再把胡椒面盖在上面,后盖 1 张圆白纸,外用胶布固定,四周贴紧,以免药粉漏出,每隔 7～10 天换药 1 次,10 次为 1 疗程,每疗程间休息 5～7 天。适用于慢性前列腺炎。

●偏方二

[组成] 葱白 200 克,硫磺 20 克。

[用法] 上药共合捣烂成糊状,敷脐部,上用热水袋熨之,熨 1 小时后,再将药糊熨膀胱区。适用于老年性前列腺炎,小腹胀痛,小便不利或尿闭。

●偏方三

[组成] 王不留行 150 克,天竺黄 100 克,土贝母 100 克,没药 100 克,蜂房 50 克,虎杖 100 克。

[用法] 上药用 4000 毫升的水浸 2 小时,煎 30 分钟,取滤液,再加水复煎 1 次,2 次滤液混合,浓缩成稠液,加益智粉 100 克,烘干压粉,装瓶备用。用时每次取药粉 100 毫克,放入脐中,上压一干棉球,胶布固定,24 小时换药 1 次。用 5 天停两天,两周为 1 疗程,连用 1～4 疗程。适用于前列腺肥大所致小便不畅、夜尿次数多,尿后淋漓不尽。

●偏方四

[组成] 田螺 1 只,冰片 0.5 克。

[用法] 将冰片放田螺内取水,滴肚脐眼内。适用于前列腺肥大所致的尿闭。

●偏方五

[组成] 丁香 2 克,肉桂 2 克,石菖蒲 5 克。

[用法] 上药共研细末,放脐窝内,滴白酒数滴,外盖纱布,胶布固定,每日换药 1 次。适用于前列腺肥大性尿潴留。